回想アクティビティ
ハンドブック

バーニー・アリゴ
回想コンサルタント（元 Age Exchange 理事）

梅本 充子
日本福祉大学教授

中島 朱美
山梨県立大学教授

すぴか書房

Japanese Title :

Kaisō Akuthibithi Handobukku

(The Handbook of Reminiscence-Activities with Older People)

by Bernie Arigho, Mitsuko Umemoto and Akemi Nakashima

Spica-shobau Publishing Co.

　Rainbow-plaza602,2-6,Honchō,Wakō-shi

　Saitama,351-0114,Japan

© 1st ed. 2018

まえがき

　人は誰しも高齢になると、程度の差はあれ記憶力の減退をまぬがれません。多くの人は「物忘れ」を老化の自覚として口にします。「物覚え」も悪くなっているでしょうから、記憶力の減退は確かなようです。そのかわりに、「昔話が多い」とか「老いの繰り言」とか、高齢者において増加する現象もあるのですが、これらも老化に伴うというだけで、一般的にはマイナスイメージで語られています。同様に「回想」という言葉も、今の世界に関心を向けずに過去に逃げ込んでしまう、役に立たない非活動的なことと見なされて、マイナスイメージをもたれた言葉でした。それに革命をもたらしたのが回想法です。

　若い頃に比べれば、新しいことを「覚える」のはむずかしいかもしれません。しかし過去の「思い出」は今さら覚える必要はありません。思い出はきっかけさえあればよみがえります。忘れているからといって、忘却の彼方に消えて無くなったと決めつけるのは早計です。このことは、認知症を患う人も例外ではありません。意識されなくとも、**からだが覚えている**記憶というものがあるのです。

　これまで生きてきた人生に目を向けましょう。過去があって現在があるのです。人生経験はその人の豊かな財産であり、それに価値を見いだせば、新たな生きがいにつながります。ということは、過去は未来への糧にもなるのです。

　回想法は、過去を思い出すことを人間の能力としてポジティブにとらえます。回想が高齢者の健康増進とウェルネスの向上に寄与することは、科学的な研究の裏付けとともに、今日ではよく知られています。認知症患者を対象とした心理的な療法として活用がすすんでいますし、一般住民、健常者が参加する「地域回想法」も行なわれていて、こちらは認知症の予防効果が期待されています。高齢化が急速に進む日本で今後ますます普及に向かうことは間違いありません。

■本書の特長

　本書は「回想アクティビティ」という言葉を掲げています。回想法という言葉が、治療効果を目的とした専門家による心理療法的な意味合いで受け取られがちなことを考えて、療法を意味する「法」を「アクティビティ」に置き換えて、回想アクティビティと呼ぶことにしました。回想法をグループで楽しむアクティビティ（本来はリハビリテーション／作業療法学の用語。かつては「レクリエーション」と呼ばれることが多かったのですが、今日では、気晴らしや娯楽的な効用より広く、人間が主体的に活動することの意味を総合的にとらえて、活動自体をさすアクティビティという言葉が使われるようになりました）が、本書とともに、回想アクティビティの名称で広まっていくことを期待するものです。

　アクティビティとしての回想法は、専門家でなくては行なえない「むずかしい」活動ではありません。本書で、回想の意義を正しく理解し、参加者が主役となるアクティビティのすすめ方を学び、安全で安心できる運営を心がけるなら、誰でも進行役（本書では「回想ワーカー」と呼びます）を担うことができるでしょう。

　読者には高齢者が入所する施設の職員の方々も多いのではないかと思います。本書を手にされたのは、回想法に関する啓蒙書や専門書を読んで関心をもたれ、自分の職場でもやってみたいと思われているからでしょう。しかしまた、回想法の専門家でもない自分が行なっていいのだろうか、うまくいくかどうか不安も大きく、自信をもって実践に移せない、そのきっかけがつかめないといった迷いや悩みも感じておられるのではないでしょうか。その気持ちはよくわかります。私たちは、そうした読者のための教科書が必要とされていると思いました。

　著者の1人である梅本は2011年に『グループ回想法実践マニュアル』（すぴか書房）を上梓しました。地域回想法事業に参画した10年間の経験をもとに書き上げたものです。日本における地域住民を参加者とするグループ活動の実際が詳しく紹介されていますので、本書とあわせてお読みいただきたく思います。本書は、より広い読者を想定して、回想ワーカーがわきまえるべきことをもれなく丁寧に説明した上で、プロジェクト（回想アクティビティを取り入れた企画）の提案から、標準的なプログラム（計画）、各セッシ

ョンにおけるアクティビティの展開、発展を促す方法など、実際的な知識の要点を網羅しました。ケア施設では重要な課題となる認知症ケアとの関連については、独立の章を設けて理解を促すとともに、認知症の方々と行なうのに適したアクティビティの実例も紹介しました。

すでに回想ワーカーを経験されている読者にも、少なからず有益な示唆を受け取ってもらえるものと思います。本書に照らして、これまでのアクティビティのすすめ方を振り返ってみてください。テーマの展開方法について、多彩なアイデアはどのようにわいてくるのかなど、これからの実践に役立つヒントがたくさん見つかることでしょう。

■本書ができるまで

本書の出版は、梅本と中島がイギリスの回想法センター Age Exchange の研修に参加したことが発端となっています。その研修によって、2人とも、それまでの回想法に対する認識ががらりと変わりました。Age Exchange では、元気な健常高齢者から認知症の高齢者まで、さらには、子どもから大人、さまざまな問題を抱えた人や介護者の方々が訪れて、回想を楽しんでいました。移民向けのプログラムもありました。回想法は心理療法として行なわれているだけではなかったのです。幅広いアプローチを用いた、さまざまなスタイルの、まさにアクティビティとしての回想法が行なわれていることに感動しました。そして、高齢化が急速に進む日本でも、そうした広い概念でとらえられた回想法こそが健康支援のためのアプローチとして重要になると考えました。

英国へは 2004 年から数回研修に出かけています。そのなかで、本書の原案提供者となるバーニー・アリゴ氏と出会いました。氏は修士号をもつ老年看護学の専門家です。当時は Age Exchange の理事の1人として、回想法の研究開発や研修、社会的活動グループの回想プロジェクトのコーディネートをされていました。現在は Reminiscence Consultant として活動しています。ヨーロッパ諸国、オーストラリア、日本、シンガポールなどで回想法のトレーニング・ワークショップを開催しており、著書に "The Reminiscence Activities Training Manual ; A Step-by-Step Guide"（2011）があります。

私たちは、日本にも地域における高齢者を中心とした介護予防を目的とし

た回想法センターが設立されたことをバーニーに伝えました。そして、アクティビティとしての回想法を地域に根付かせ、発展させるための課題について助言を求めました。それに対して、彼からは日本での本の出版や、研修に協力する用意があるという応答があり、2010年には来日して、北名古屋市の回想法センターで講演してくれました。その後、回想法のノウハウを書き下ろした原稿が送られてきました。2013年のことです。

　その英文原稿を、ロンドン在住の江川和嗣さんが下訳してくださいました。江川さんはフラワーアレンジのアーチストとして活躍しておられますが、回想法を自らの仕事にも活かしていきたいと考え、Age Exchangeでの研修を私たちと一緒に受講され、研修修了書も授与されている方です。彼は終始一貫よき理解者、支援者として協力を惜しまれませんでした。彼なくして本書の実現を見ることはなかったでしょう。江川さんには、ここに心より感謝を申し上げます。

　バーニーの原稿には、彼のこれまでの経験知のすべてが詰め込まれていました。梅本と中島は、それを日本の読者に橋渡しする役割を引き受け、出版については『グループ回想法実践マニュアル』の版元でもあるすぴか書房にお願いし、内諾を得ました。しかし、「本としてまとめる」のは簡単なことではありませんでした。２人とも編集に長けていないことはさておき、なにしろ原稿は膨大な量でした。重複する記述も多く見られました。そのことはバーニーも自覚しており、書き漏らすことがないことを優先した結果なのでした。そのため、整理に多大な時間を費やすことになりました。

　日本と英国の事情の違いもあります。専門家向けの研究書ならいざ知らず、日本の読者に役立ててもらう実践の手びきとして出すのですから、日本の事情に読み替えて書き直す必要がありました。また、適宜、私たちの経験から言えることを書き加えました。アクティビティの具体例にあたるところは抜き書きして一覧表にしておき、それらを第Ⅱ部の「メニュー」（最終的に101種にまとめました）として掲載することにしました。このように、本文だけでなく、構成と章立てについても、ハンドブックの全体像を思い描きながら、何度も検討を重ねました。これらの作業には、すぴか書房の宇津木利征氏に多大なる御協力を得ました。

　バーニーは、原稿に手を入れることも、日本の事情を加味した修正や加筆

についても承諾し、自分は原案提供者の立場で、日本語版として編集することの一切を私たちに任せてくれました。その結果、通常の翻訳書の枠には収まらない、オリジナルな日本語の本が出来上がりました。

　以上の経緯により、本書はバーニー・アリゴ、梅本充子、中島朱美の3名の共著として出版されることになりました。

　原案を前にしてから足かけ5年、紆余曲折を経てやっとゴールに到達した今、感慨もひとしおです。お待たせした読者にはお許しを請わなければなりませんが、これからの本書は、手にされている読者のものです。存分に活用され、皆様の実践によって、回想アクティビティが日本に根付き、発展していくことを願ってやみません。
　　2018年 陽春

　　　　　　　　　　　　　　　　　　　　　　　　梅本充子　中島朱美

バーニー・アリゴからのメッセージ

読者の皆様へ

　回想アクティビティハンドブックへようこそ。
　私はこれまで30年以上、この分野で活動をつづけてきました。その経験から得られたアイデアや役に立つ情報を公開して、皆様に使っていただきたいという思いに駆られて本書の原案を書き上げました。そこには回想法をより楽しく、有効で有益な活動へと引き上げていくための方法を追求してきた私のノウハウのすべてを盛り込みました。
　本書を手に取られたあなたが、すでに回想を取り入れた活動に携わっておられる方なら、その方法の本質的な意味を改めて確認するとともに、グループ活動のスキル向上に役立てていただけることでしょう。
　ケアワーカーとして回想法に関心をもたれ、これから始めたいと思われている方であれば、アクティビティとして行なわれる回想法の多彩な姿をイメージすることができ、この活動への動機づけがさらに高まることでしょう。本書を側に置いて、自信をもって現場での実践をすすめていただきたいと思います。本書には、

❶ 回想アクティビティの目的とすすめ方が明確に示されています。
❷ 実際の活動を安全に、かつ面白く、楽しくすすめるための工夫や、ちょっとした思いつきなどの具体例がたくさん紹介されています。
❸ 開始するにあたって作成すべき企画書や、計画や実施記録などの書類に必要な情報項目が網羅されています。
❹ 参加者が示す好みやニーズに対して肯定的に受けとめ、応えていくという観点から、ファシリテーター（facilitator；進行役、本書では「回想ワーカー」と呼びます）へのアドバイス（心得）が示されています。
❺ グループ活動をすすめる上で重要な「規律」について、理解を深めていただけるよう、ていねいに述べられています。

私はこれまで、子ども（5歳以上）から高齢者まで、すべての年齢層、そしてさまざまな文化背景をもつ人々との、多種多様な回想グループを運営してきました。また、主に英語圏においてですが、数多くの高齢者ケア施設で回想アクティビティを導入するプロジェクトの専門家として関わってきました。そこで私が心を砕いてきたことは、1980年代に高齢者の看護を始めた時から一貫して変わっていません。回想は、人間がこれまで育んできたすべての文化に当てはまりますし、その有益性は普遍的なものです。
　生き方に無駄なところがある人など誰ひとりいません。
　ところが、アクティビティを運営している人の中には、また参加する人の中にさえ、回想は「お年寄り」のためのものだと決めつけてしまっている人がいます。回想アクティビティは特定の文化背景をもつ、特定の世代の高齢者にとってのみ適したものだと考えている人もいます。しかし、それは視野の狭い、何の根拠もない考えです。
　事実、私がこれまで得てきた知識や経験は、さまざまな異なる文化背景をもつ同僚たちと困難もなく分かち合うことができています。文化の異なる多くの国々で回想活動が上手にすすめられているのを見てきました。とくに日本における展開は目覚ましく、それを知ったことは私の大きな喜びです。
　回想は、**認知症の方々のQOLの向上にも寄与する**ことがわかっています。参加者が自分の好きなように表現し楽しむことができる、複数の感覚を駆使する回想アクティビティは、多種多様な機会を提供します。そのようなグループ活動に加わることは、認知症を患う人々にとって、個人のアイデンティティーを自覚させ、人間らしさを取り戻すことにつながります。このことは、本来社会的な存在である人間の基本的ニードの充足であり、クリエイティブな活動を引き出す可能性をも秘めているのです。

■基本的な考え方

　回想アクティビティの基盤となるのは、パーソン・センタード・アプローチ（Person-Centered Approach ; PCA）、すなわち人間一般ではなく、その人個人を尊重する対人的なケアの方法論です。ケアを受ける側の視点に立とうとし、**できないことよりもできることに重点を置く**回想アクティビティはPCAの典型です。

回想アクティビティは、参加者本人の自由意思による**選択**を尊重します。その前提には、人々の**多様性**を認めるという考え方があります。

　私が回想グループに参加し始めたのは1980年代のことでしたが、当時、こんなことがありました。ファシリテーターがある特定の歴史の出来事についての思い出を参加者に問いかけました。この時は第二次世界大戦についてでしたが、そのファシリテーターは、グループの参加者から出されてきた思い出の数々を、その時代の「正しい」思い出と「正しくない」思い出とに分けたのです。その時代を実際に生きてきた人々によって思い出されたことを尊重しないで、彼は、自分の限られた歴史知識をもとにして、こうした判断を行なったのです。グループから新しいことを学び取って自分の知識を深めるのではなくて、先入観念に過ぎないかもしれない過大に一般化された世界の見方にすべてをはめ込んでしまおうとしたのです。そうすることで、彼は彼自身の世界観をさらに確固たるものにしたかったのでしょう。本来、回想は人々に活気を与えてくれるものですが、その反対に作用することもあり得るということを、私はこの時に気づかされました。この違いは、活動の主催者やグループの進行役のあり方に左右されます。

　本書の記述は一貫して、個人の考え方の違い、すなわち個別性と多様性の尊重を強調しています。何を思い出すのか、その思い出は何を意味するのか、どのような内容をグループ内で分かち合うのか、誰と思い出を共有するのか、それらはすべて参加者自身が決めることです。回想ワーカーはそれを尊重し、また、すべての参加者が自分らしい形でグループに参加できるようにサポートします。

　1つの意見に流されないで、全員が自分の意思を表明できるように、こちらで選択肢を用意して、それに答えてもらうということがあってもいいでしょう。しかしこの際、回想ワーカーはアシスタントとして立ち回ることが大切です。会のお膳立てをする、発言を引き出すきっかけを作るという役割以上の介入はできるだけ控えるべきです。グループが動きはじめたら、その後の進行は参加者に委ねるようにしましょう。コントロールの鍵を握るのは参加者たちなのです。これこそが正しいあり方です。

　参加者と一緒に過去のことを思い出すことを、まるで「虫の缶詰」の蓋を開けるようなものだととらえているケアワーカーに出会うことがあります。

「何が飛び出してくるかわからない」からです。先が読めないことを扱うのはとても複雑でむずかしく、そういう危ないことはすべきではないという理由から、過去を取り上げるのはいっさいやめることにしたと言う人もいます。しかし、「危ないこと」を避けた彼らはどんなケアを追求しているのでしょうか。

　私は、回想に危険はないと言いたいのではありません。確かに何が飛び出すかわからないのですから、「虫の缶詰」を開くにあたってはそれ相応の注意が必要です。混乱を防ぎ、安全に活動をすすめるためには、参加者全員が守るべきルールがあることを知らなければなりません。とくに回想ワーカーはグループ全員の様子を観察して、注意信号に気づいたら対処することが重要な役割となります。

　メンバーの興味をひき、議論を呼ぶ話題は、会を盛り上げる可能性が大きい反面、収拾がつかなくなったり、特定の誰かを傷つけてしまったりする危険もあります。だからといって、予防策として話題を制限したり、さまざまな意見がありそうな話題は避けたりすることがいいのでしょうか。そうではないのです。それではプロのケアワーカーとは言えません。問題の少ない「あたりさわりのない」思い出を優先させるような運営、すなわち無難な安全を求めることは、私の考える「よい回想活動」を妨げるものです。

　思い出は膨大な量の経験から形成されています。時には、その人にとって痛々しい思い出が呼び起こされるかもしれませんが、もっとも大事なことは、回想グループが、参加者にとってポジティブに受けとめられ安心していられる場であるということです。それを忘れないようにしましょう。

　ネガティブ思考の取り組み方では、回想アクティビティ自体がネガティブな経験となってしまいます。安全を守るために無難なルールを設けるのではなく、**ポジティブな活動の場を保証する**ためにルールが役に立つのです。ルールに則って楽観主義的に実行しましょう。

■本書の活用法

　本書を読めば、アクティビティに活用できるアイデアがいかに幅広く深いものであるかがおわかりいただけるでしょう。回想法に馴染みのある読者でも、個人のアイデアには限りがあったり、アイデアは沢山あってもそれをど

のように発展させていけばよいのか理解していなかったりすることがあります。その結果、参加者は経験できたかもしれないことを100パーセント達成できないままに活動を終えてしまっている可能性があります。

　アクティビティの具体例を幅広く紹介していますので、これらをヒントにして、読者はそれぞれの実情をふまえて、独自のアクティビティをさらに豊かに発展させていただきたいと思います。

　前半の第1章から6章は、どのような形式や状況にも通用する、よりよい回想アクティビティの基盤となるものですので、必ず読んでください。活動を支える規律（ルール）はしっかり頭に入れてください。ポジティブで楽観的な姿勢は、慎重に考えられたルールによって支えられます。個人の選択を尊重すると同時に、辛い思い出に対してはサポートする必要があります。活動プロセスのすべての段階でモニタリングを行なうことも重要です。これは、セーフティ・ネットを張るということです。それがあってこそ、のびのびと、思い切ってリスクを伴うかもしれないアクティビティをすすめることができるのです。

　参加者の人格、語られる思い出、人生経験と同様に、アクティビティ自体がクリエイティブな可能性に富んでいます。皆様の創造性と想像力をはたらかせて、アクティビティの内容をさらに豊かにして、新しい可能性をひらいていってほしいと思います。ワクワクする活動に安心して取り組むことで、活動はよりクリエイティブなものとなり、その進行役を担うことは、ケアワーカーのエンパワメントを後押しする経験となるに違いありません。

　回想アクティビティには"魔法の杖"など存在しません。本書に、すべての参加者が毎回よい時間を過ごしてくれることを保証する"秘訣"を期待しないでください。この活動は、そのすすめ方を暗記できてしまうほどシンプルなものではありませんし、どんな人に対してもそのすすめ方を変えずに提供することができるようなものではありません。成功への鍵は、参加者1人ひとりが、回想からどのように恩恵と利益を得るのかを理解することであり、その上で、常にそのベストに向かって参加者と一緒になって活動していくこと、それしかありません。つまり、経験から学ぶということであり、パーソン・センタード（person-centered）なコミュニケーション能力を高めていくことです。

実際の活動をたくさん行なえば行なうほど、そしてその活動内容を振り返れば振り返るほど、回想をどのように上手く活用していけばいいのか、個々のニーズにどのように対応していけばいいのか、そして参加者が向上していくにはどのようにすればいいのかについての理解が深まります。そのような実践者が本書を手にされるなら、私の経験に裏づけられた記述にうなずいていただけると思います。私の熱意があなたに届き、本書が、人生をいっそう豊かにしてくれる回想アクティビティがこれからさらに発展していく一助となることを願っています。

　最後に、これまでの私の活動をサポートし、アシストしてくれた数百人に上る同僚達とコ・ワーカーに感謝を申し上げます。また、日本での出版を視野に入れての執筆を励ましてくださった梅本充子先生には特別の感謝を申し上げます。曲がりなりにも書き上げることができたのは、私と一緒に回想アクティビティに参加してくださったすべての人々、そして私に本当にたくさんのことを教えてくださった方々のおかげです。心より感謝を捧げます。
　　　ロンドンにて

　　　　　　　　　　　　　　　　　　　　　　　　バーニー・アリゴ

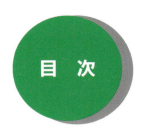

目　次

まえがき‥‥‥3
バーニー・アリゴからのメッセージ　読者の皆様へ‥‥‥9

I　回想アクティビティ入門　　27

第1章　アクティビティとしての回想法‥‥‥‥29
1　回想とは「詳しく思い出す」こと‥‥‥‥‥‥‥‥29
2　追憶や回顧との違い‥‥‥‥‥‥‥‥‥‥‥‥‥30
　　回 想（Reminiscence）‥‥‥‥‥‥‥‥‥‥‥‥30
　　追 憶（Nostalgia）──思い出にふける‥‥‥‥‥30
　　回 顧（Life Review）──人生を顧みる‥‥‥‥‥31
3　回想の価値‥‥‥‥‥‥‥‥‥‥‥‥‥‥‥‥‥31
4　回想アクティビティ‥‥‥‥‥‥‥‥‥‥‥‥‥‥32
5　精神療法的アプローチとの違い‥‥‥‥‥‥‥‥‥33
6　回想アクティビティの参加者‥‥‥‥‥‥‥‥‥‥34
　　参加の呼びかけ方‥‥‥‥‥‥‥‥‥‥‥‥‥‥34
　　参加を決める理由‥‥‥‥‥‥‥‥‥‥‥‥‥‥35
　　参加しない人‥‥‥‥‥‥‥‥‥‥‥‥‥‥‥‥35
7　回想アクティビティから得られるもの‥‥‥‥‥‥36
　　回想の効用‥‥‥‥‥‥‥‥‥‥‥‥‥‥‥‥‥36
　　回想アクティビティに期待されること‥‥‥‥‥37
8　創造性の発揮へ‥‥‥‥‥‥‥‥‥‥‥‥‥‥‥37
9　オーラル・ヒストリー‥‥‥‥‥‥‥‥‥‥‥‥‥38

第2章　回想プロジェクト
アクティビティの計画、実施、評価 ・・・・・・・・・・・・ 41

1　企画立案 ・・・・・・・・・・・・・・・・・・・・・・・・・・・・・・・・・・・・ 41
2　プロジェクトの概要 ・・・・・・・・・・・・・・・・・・・・・・・・・・ 42
　　4つの段階 ・・・・・・・・・・・・・・・・・・・・・・・・・・・・・・・・・・・ 42

> 1）事前の計画と準備…42　　2）開始〜導入…43
> 3）発　展…43　　4）終　了…43

　　標準的なプロジェクト ・・・・・・・・・・・・・・・・・・・・・・・・・ 43
3　回想グループへの招待 ・・・・・・・・・・・・・・・・・・・・・・・ 45
4　アクティビティの実施計画──8回のセッション ・・・・・・・ 46
　　開始〜導入期 ・・・・・・・・・・・・・・・・・・・・・・・・・・・・・・・・ 46
　　　1回目　オープニング ・・・・・・・・・・・・・・・・・・・・・・・・ 46
実例【1】買い物カゴを手に取って ・・・・・・・・・・・・・・・・・・・・ 47
実例【2】写真や印刷物を見てもらいましょう ・・・・・・・・・・・・ 49
実例【3】題材を例示して ・・・・・・・・・・・・・・・・・・・・・・・・・・ 50
　　　2回目　全員が参加できるシンプルなアクティビティ ・・・・・・・ 52
実例【4】思い出の場所…地図に印を付けましょう ・・・・・・・・・・・ 52
実例【5】話題のリストアップ ・・・・・・・・・・・・・・・・・・・・・・ 54
　　発展期 ・・・・・・・・・・・・・・・・・・・・・・・・・・・・・・・・・・・・・・ 55
　　　3回目　特定のテーマに応じたアクティビティ ・・・・・・・・ 56
実例【6】ジェスチャー…私は何をしているのでしょう？ ・・・・・・・ 56
実例【7】特別な場所の思い出を絵にしましょう ・・・・・・・・・・・・ 58
　　　4回目　5回目　さらなるアクティビティの展開へ ・・・・・・・ 59
　　　6回目　グループの熟成──目標が決まる ・・・・・・・・・・・・ 59
　　完成〜終了 ・・・・・・・・・・・・・・・・・・・・・・・・・・・・・・・・・・・ 59
　　　7回目　最後のアクティビティ──活動のハイライト ・・・・・・・ 59
　　　8回目　最終回 ・・・・・・・・・・・・・・・・・・・・・・・・・・・・・・ 60

5	単発で行なうセッション ･･････････････････････････････ 60
6	計画に縛られない柔軟な対応 ････････････････････････ 61
7	一連のセッションを終えた後で ･･･････････････････････ 62

　　◆施設に回想コーナーを設けましょう ･･････････････････ 63

8	評　価 ･･･ 63

　　客観的な記録を残す ･････････････････････････････････ 63
　　分析的な評価 ･･･････････････････････････････････････ 64

> 1）参加者の意見…64　　2）アクティビティのハイライト場面…64
> 3）参加度および満足度…64　　4）ワーカーのサポートや介入…64
> 5）時間、人手、会場、物（回想トリガー、道具、備品）…65
> 6）回想ワーカーとしての学び…65

第3章　回想ワーカーの役割と心得 ････････････ 67

1	パーソン・センタード・ケア ･･････････････････････････ 67
2	よいコミュニケーション ･････････････････････････････ 68

　　適切な環境 ･･･ 69
　　開かれた質問 ･･･････････････････････････････････････ 69
　　言葉に出さない感情表現 ･････････････････････････････ 70

3	心からの興味 ･･･････････････････････････････････････ 71
4	選択の尊重 ･･ 72
5	忠実性と秘密保持 ･･････････････････････････････････ 73
6	信頼関係の確立 ････････････････････････････････････ 74
7	辛い感情を伴う思い出に対して ･･･････････････････････ 75
8	決めつけない ･･･････････････････････････････････････ 76
9	暖かさとユーモア ･･･････････････････････････････････ 77
10	回想を促すはたらきかけ ･････････････････････････････ 78

　　アクティビティへの導入に有効な刺激 ･･････････････････ 78

　　　　回想トリガーの収集・・・・・・・・・・・・・・・・・・・・・・・・・・・・・・・・・・・・・・79
　11　テーマの選択と絞り込み・・・・・・・・・・・・・・・・・・・・・・・・・・・・・80
　　　　テーマの選択・・・80
　　　　テーマの絞り込み・・・・・・・・・・・・・・・・・・・・・・・・・・・・・・・・・・・・81
　　　　話題転換・・・82
　12　想像力と創造力・・・・・・・・・・・・・・・・・・・・・・・・・・・・・・・・・・・・・82
　13　コ・ワーカー・・84
　14　ミーティング・・・・・・・・・・・・・・・・・・・・・・・・・・・・・・・・・・・・・・・84
　　　　事前ミーティング・・・・・・・・・・・・・・・・・・・・・・・・・・・・・・・・・・・・84
　　　　事後ミーティング・・・・・・・・・・・・・・・・・・・・・・・・・・・・・・・・・・・・85
　15　記録の工夫・・・86
　16　全体の振り返り・・・・・・・・・・・・・・・・・・・・・・・・・・・・・・・・・・・・87
　17　スキルアップ・・・・・・・・・・・・・・・・・・・・・・・・・・・・・・・・・・・・・・87
　実例【8】名前について思うこと・・・・・・・・・・・・・・・・・・・・・・・・・・88
　18　編　集――成果をまとめる・・・・・・・・・・・・・・・・・・・・・・・・89

> 回想ワーカーの心得
> ❶…68　❷…71　❸…72　❹…73　❺…74　❻…75
> ❼…76　❽…77　❾…78　❿…80　⓫…82　⓬…83

第4章　アクティビティの展開
　　　　セッションの開始から終了まで・・・・・・・・・・・・・・・・・・・91
　1　回想グループに「理想の姿」はありません・・・・・・・・・・・・・91
　　　　安心して話せる雰囲気・・・・・・・・・・・・・・・・・・・・・・・・・・・・・・・91
　　　　回想グループの多様性・・・・・・・・・・・・・・・・・・・・・・・・・・・・・・・92
　　　　予想を超えた展開・・・・・・・・・・・・・・・・・・・・・・・・・・・・・・・・・・・92
　2　第1回のセッション・・・・・・・・・・・・・・・・・・・・・・・・・・・・・・・・93
　　　　挨拶と自己紹介・・・・・・・・・・・・・・・・・・・・・・・・・・・・・・・・・・・・・93

　　　　回想の例として、ワーカー自身の思い出を話す ････････････ 93
　　　　オープニング・アクティビティ ･･････････････････････････ 93
　3　第2回以降のセッション ････････････････････････････････ 94
　　　　セッションの開始前 ･･････････････････････････････････ 94

　　　1）前奏曲…94　　2）設 営…94

　　　　オープニング・プログラム ････････････････････････････ 94

　　　1）いつも同じ始め方…95　　2）手短かなアクティビティ…95

　　　　オープニングの話題 ･･････････････････････････････････ 95

　　　1）今日は何の日…95　　2）前回セッションでの質問や持ち越され
　　　た問題…96　　3）欠席している友人…96

　　　　メイン・アクティビティ ･･････････････････････････････ 96
　4　話し合い　アクティビティの進行-1 ････････････････････ 96
　5　回想の引き出し方　アクティビティの進行-2 ･･････････････ 97
　　　　1人ひとり全員に尋ねる ･･････････････････････････････ 97
　　　　2人1組になって ････････････････････････････････････ 98
　　　　グループを2つに分けて ･･････････････････････････････ 98
　　　　ワーカーと1対1で ･･････････････････････････････････ 98
　　　　インタビュー ･･ 99
　　　　　　　　　　　　　　　コラム　個人インタビュー ････ 100
　6　思い出を分かち合うために　アクティビティの進行-3 ･･････ 102
　　　　人前で話すということ ･･････････････････････････････ 102
　　　　書くということ ･･････････････････････････････････････ 103
　　　　図にする（絵をかく）ということ ････････････････････ 103
　7　テーマの決定　アクティビティの進行-4 ････････････････ 104
　　　　話題の間口が広いテーマ ････････････････････････････ 104
　　　　最初に取り上げるには不適切なテーマ ････････････････ 105

	特別なテーマ・・・・・・・・・・・・・・・・・・・・・・・・・・・・・・105
8	**テーマの展開を促す方法**　アクティビティの進行-5 ・・・・・・・106
	回想トリガーのデモンストレーション・・・・・・・・・・・・・・・106
	参加者が見つけたものを持ち寄る・・・・・・・・・・・・・・・・107
	昔と今の比較・・・・・・・・・・・・・・・・・・・・・・・・・・・・108
	話題のリストアップ・・・・・・・・・・・・・・・・・・・・・・・・108
	回想グラフ・・・・・・・・・・・・・・・・・・・・・・・・・・・・・・110
9	**セッションの終わり方**　アクティビティの進行-6 ・・・・・・・・111
	終わりたくない気持ちが強いとき・・・・・・・・・・・・・・・111
	お茶とお菓子でくつろぐ・・・・・・・・・・・・・・・・・・・・・112
	振り返り・・・・・・・・・・・・・・・・・・・・・・・・・・・・・・・112
	達成度の評価・・・・・・・・・・・・・・・・・・・・・・・・・・・・112
	テーマのまとめ・・・・・・・・・・・・・・・・・・・・・・・・・・112
	クールダウン・・・・・・・・・・・・・・・・・・・・・・・・・・・・113
	散　会・・・・・・・・・・・・・・・・・・・・・・・・・・・・・・・・113

第5章　回想トリガー・・・・・・・・・・・・・・・・・・・・115

1	音・・・・・・・・・・・・・・・・・・・・・・・・・・・・・・・・・・・116
	音　楽・・・・・・・・・・・・・・・・・・・・・・・・・・・・・・・・116

> 1) 純粋に音楽を聴く…117　　2) 歌…117
> 3) 楽器演奏…117　　4) ダンス、エクササイズ…118
> 5) 作　曲…118　　6) BGM…118

	自然の音・・・・・・・・・・・・・・・・・・・・・・・・・・・・・・・119
	生活に伴う音・・・・・・・・・・・・・・・・・・・・・・・・・・・・119
	人の声・・・・・・・・・・・・・・・・・・・・・・・・・・・・・・・・120
2	**匂い、香り、味**・・・・・・・・・・・・・・・・・・・・・・・・・120
	匂い、香り・・・・・・・・・・・・・・・・・・・・・・・・・・・・・120

　　　　食べもの、飲みもの･････････････････････････････121
　3　オブジェ･･･121
　　　　オブジェの意味･･････････････････････････････････122
　　　　回想アクティビティにおける「いま」──過去・現在・未来
　　　　　　　　　　　　　　　　　　　　　　　　　　　　122
　　　　オブジェを話題にするアクティビティ･････････････123
　　　　身体運動感覚････････････････････････････････････124
　　　　連　想･･125
　　　　美術作品の鑑賞･･････････････････････････････････125
　　　　自然の造形物････････････････････････････････････126
　　　　動　物･･126
　4　映　像（写真、動画）･････････････････････････････127
　5　言　葉･･127
　　　　忘れられない言葉、暗記したフレーズ･････････････128
　6　本と読書･･･････････････････････････････････････129
　　　　ノスタルジックな作品････････････････････････････129
　7　新　聞･･130
　8　外へ出かけましょう･････････････････････････････131
　9　回想コレクション･･･････････････････････････････132

第6章　認知症ケアに活かす ･･････････････････････133
　1　認知症を患うとはどういうことか･･････････････････133
　課題●1　認知症を患う人々について、あなたは何を知っていますか？････134
　　　　症状とその人らしさ････････････････････････････135
　　　　新しいとらえ方････････････････････････････････135
　　　　認知症の"ステージ理論"へのチャレンジ････････136
　　　　基本的ニード･････････････････････････････････136

課題●2　あなた自身が認知症を患っているとしたら ・・・・・・・・・・・・・・・ 137
2　認知症を患う人々の回想 ・・・・・・・・・・・・・・・・・・・・・・・・・・・ 137
3　認知症ケアにおける回想の意義 ・・・・・・・・・・・・・・・・・・・・・ 138
　　その人らしさが守られる ・・・・・・・・・・・・・・・・・・・・・・・・・・・138
　　感覚刺激に対する反応がリハビリテーションに役立つ ・・・・・138
　　ケアのアセスメントに活かす ・・・・・・・・・・・・・・・・・・・・・・・138
　　行動の理解に役立つ ・・・・・・・・・・・・・・・・・・・・・・・・・・・・・139
課題●3　あなた自身のライフスタイルを振り返り、習慣の意味を考えましょう
　　　　　　　・・ 139
4　トラウマとなっている思い出への対応 ・・・・・・・・・・・・・・・ 140
5　非言語的コミュニケーションの重要性 ・・・・・・・・・・・・・・・ 140
実例【9】瞑想のエクササイズ ・・・・・・・・・・・・・・・・・・・・・・・・・ 141
6　穏やかな感覚刺激 ・・・・・・・・・・・・・・・・・・・・・・・・・・・・・・・ 142
　　適度な刺激 ・・・・・・・・・・・・・・・・・・・・・・・・・・・・・・・・・・・・142
　　会場の設営 ・・・・・・・・・・・・・・・・・・・・・・・・・・・・・・・・・・・142
　　グループの大きさ ・・・・・・・・・・・・・・・・・・・・・・・・・・・・・・143
7　無理は禁物──活動自体を目的にしない ・・・・・・・・・・・・・ 143
8　記憶の不思議 ・・・・・・・・・・・・・・・・・・・・・・・・・・・・・・・・・・ 144
9　評価ツール ・・・・・・・・・・・・・・・・・・・・・・・・・・・・・・・・・・・・ 144
10　認知症を患う人と行なうアクティビティ ・・・・・・・・・・・・・ 146
　　思い出ボックスを使う ・・・・・・・・・・・・・・・・・・・・・・・・・・・146
　　自然のオブジェを使う ・・・・・・・・・・・・・・・・・・・・・・・・・・・146
　　布に触れる ・・・・・・・・・・・・・・・・・・・・・・・・・・・・・・・・・・・147
　　緩衝材・クッションの感覚を楽しむ ・・・・・・・・・・・・・・・・・147
　　粘土を使う ・・・・・・・・・・・・・・・・・・・・・・・・・・・・・・・・・・・148
11　パフォーマンスのアクティビティ ・・・・・・・・・・・・・・・・・・ 148

イラスト（藤原あゆ）…47, 57, 109, 114

II　アイデアとヒント　回想アクティビティのメニュー 101 種　151

★…シンプルで容易（導入期に適当）

メニュー 1	好きなものを選んでください	153
メニュー 2	布地を選ぶ楽しみ	155
メニュー 3	写真を一緒に見ましょう	156
メニュー 4	回想スライドショー	158
メニュー 5	何か持ってきてください	159
メニュー 6	音楽鑑賞会	160
メニュー 7	好きな歌や曲	161
メニュー 8	クラシックの名曲	162
メニュー 9	無人島に好きな音楽を持って行くとしたら	163
メニュー 10	自分の名前にまつわる話	164
メニュー 11	グループの仲間意識を高めましょう	166

★★…一般的な参加者に無理なく実施可能

メニュー 12	アルバム写真などを持ち寄って	167
メニュー 13	写真の中の本人探し	168
メニュー 14	「夜」の楽しい過ごし方	169
メニュー 15	寒い冬、暑い夏	170
メニュー 16	お洒落を楽しみましょう	171
メニュー 17	カメラに向かってポーズ	172
メニュー 18	バッグを一杯にしましょう	173
メニュー 19	遠足のリュックサック	174
メニュー 20	子どもの頃、大好きだったお菓子	175
メニュー 21	好きなお菓子を選んで、賞味しましょう	176
メニュー 22	駄菓子屋さん	177
メニュー 23	大好きな食べもの	178
メニュー 24	「すいとん」の食事会	179
メニュー 25	好きな匂い、懐かしい匂い	180

目次

- メニュー26　童謡、唱歌・・・心に染みる日本のうた ・・・・・・・・・・・・・・・・・・・・181
- メニュー27　親や祖父母がよくうたっていた歌 ・・・・・・・・・・・・・・・・・・・・・・・183
- メニュー28　グループの歌集を作りましょう ・・・・・・・・・・・・・・・・・・・・・・・・184
- メニュー29　この曲の題名は？ ・・・・・・・・・・・・・・・・・・・・・・・・・・・・・・・・・・185
- メニュー30　楽器が得意な人に伴奏を頼みましょう ・・・・・・・・・・・・・・・・・186
- メニュー31　映画鑑賞会 ・・186
- メニュー32　旅の思い出 ・・188
- メニュー33　交通機関（乗り物）の昔と今 ・・・・・・・・・・・・・・・・・・・・・・・・・190
- メニュー34　いつも身につけているもの、持ち歩いている愛用品 ・・・・・・・・191
- メニュー35　自分へのプレゼント ・・・・・・・・・・・・・・・・・・・・・・・・・・・・・・・・192
- メニュー36　「それ、やったよ！」 ・・・・・・・・・・・・・・・・・・・・・・・・・・・・・・・194
- メニュー37　イベントの飾り付け ・・・・・・・・・・・・・・・・・・・・・・・・・・・・・・・・195
- メニュー38　テレビやラジオの番組のテーマ曲 ・・・・・・・・・・・・・・・・・・・・・196
- メニュー39　広告の時代 ・・197
- メニュー40　東京オリンピック（1964年） ・・・・・・・・・・・・・・・・・・・・・・・198
- メニュー41　回想オーディオ・・・レコード鑑賞会 ・・・・・・・・・・・・・・・・・・・199
- メニュー42　演奏者になった気持ちで ・・・・・・・・・・・・・・・・・・・・・・・・・・・・200
- メニュー43　ダンスを楽しみましょう ・・・・・・・・・・・・・・・・・・・・・・・・・・・・201
- メニュー44　家の中を案内してください ・・・・・・・・・・・・・・・・・・・・・・・・・・202
- メニュー45　この手が知っていること ・・・・・・・・・・・・・・・・・・・・・・・・・・・・203
- メニュー46　この足で、どこへ行ったのでしょう ・・・・・・・・・・・・・・・・・・・204
- メニュー47　東西南北 ・・205
- メニュー48　方言やなまりを楽しみましょう ・・・・・・・・・・・・・・・・・・・・・・206
- メニュー49　連想ゲーム ・・207
- メニュー50　"プレゼントの小包"が届きました ・・・・・・・・・・・・・・・・・・・・208
- メニュー51　回想すごろく ・・・・・・・・・・・・・・・・・・・・・・・・・・・・・・・・・・・・・209
- メニュー52　回想クイズ ・・210
- メニュー53　人気投票 ・・211
- メニュー54　小学生の夏休み ・・・・・・・・・・・・・・・・・・・・・・・・・・・・・・・・・・・212
- メニュー55　袋の中のモノを触って…さて、何でしょう？ ・・・・・・・・・・・・213
- メニュー56　遊び道具やおもちゃのコレクション ・・・・・・・・・・・・・・・・・・・214

メニュー57	室内ゲームを楽しみましょう････････････････････････215
メニュー58	外に出て遊びましょう･･････････････････････････216
メニュー59	うたいながら遊びましたよね･･････････････････････217
メニュー60	思い出の中に出てきた具体的な対象の絵をかきましょう････218
メニュー61	課題作文（宿題）････････････････････････････････219
メニュー62	あの時カメラがあったなら…決定的瞬間の思い出･･････220
メニュー63	古新聞紙の活用法････････････････････････････････221
メニュー64	フリーマーケットへ出かけましょう･････････････････222
メニュー65	回想グループ旅行････････････････････････････････223
メニュー66	もしいま、その場所にいるとしたら･･････････････････224
メニュー67	昔の商店街の地図をかきましょう････････････････････225
メニュー68	今では見かけなくなってしまったもの････････････････226
メニュー69	二十の扉･･227
メニュー70	私の宝物を当ててください････････････････････････228
メニュー71	さて、誰のことでしょう？････････････････････････229
メニュー72	功績をたたえ合いましょう････････････････････････230
メニュー73	家事を再現するパフォーマンス････････････････････231
メニュー74	このお金を何に使いますか？･･････････････････････232
メニュー75	三種の神器…家庭の電化が進んだ時代････････････････234
メニュー76	お店での買い物…ショッピングの楽しみ･････････････236
メニュー77	ミステリー・オブジェ････････････････････････････238
メニュー78	回想「お宝鑑定団」･･････････････････････････････239
メニュー79	親や祖父母がよく言っていたこと･･････････････････240

★★★…やや高度（成熟したグループ向き）

メニュー80	教訓やことわざを楽しみましょう････････････････････241
メニュー81	博物館の展示物の説明文を書きましょう･･････････････243
メニュー82	コラージュ･･････････････････････････････････････244
メニュー83	懐かしい場所を復元しましょう････････････････････246
メニュー84	思い出のワンシーンを絵にしましょう･･････････････248

メニュー85	工作を楽しみましょう…手作りおもちゃ大会	249
メニュー86	紙と鉛筆があれば	250
メニュー87	「遊び文化」の研究	252
メニュー88	回想ディスクジョッキー	255
メニュー89	回想料理ショー	256
メニュー90	リユース・アート	257
メニュー91	写真の場面を再現しましょう	259
メニュー92	人生の1場面を切り取った寸劇	260
メニュー93	回想スキッフル・バンド	261
メニュー94	回想エクササイズ	262
メニュー95	作　曲	264
メニュー96	詩　作	265
メニュー97	物語を作りましょう（リレー作文）	267
メニュー98	回想ポートレート	269
メニュー99	人生における「重要な人々」のアルバム	271
メニュー100	自分史アルバム	273
メニュー101	回想劇	274

INDEX　アクティビティの分類と特徴別メニュー一覧 ・・・・・・・・・・・・・・・277

索　引 ●●● 283

I

回想アクティビティ入門

第1章　アクティビティとしての回想法
第2章　回想プロジェクト　アクティビティの計画、実施、評価
第3章　回想ワーカーの役割と心得
第4章　アクティビティの展開　セッションの開始から終了まで
第5章　回想トリガー
第6章　認知症ケアに活かす

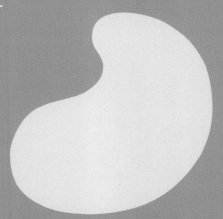

第 1 章

アクティビティとしての回想法

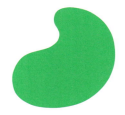

1. 回想とは「詳しく思い出す」こと

　回想とは、人生でかつて経験したさまざまなことについて詳細に思い出していくことです。ふだん、私たちは「思い出」という言葉をよく使いますが、回想は、断片的な思い出の1つひとつであるだけでなく、それらを詳細に思い起こす過程で別の思い出につながります。呼び起こされたたくさんの思い出は、1枚の絵あるいは物語のようにまとめることができるでしょう。人間は、そのように思い出を発展させていく能力をもっています。回想するということは、すなわちその能力を発揮することなのです。

　回想された過去は、自分の胸の中にそっとしまっておいてもいいのですが、誰かに話して分かち合うこともできます。

　どのように分かち合うかは、思い出を書き出して物語を作ったり、絵にしてみたりと、いろいろなかたちが考えられます。劇を演じたり、歌やダンスを一緒に楽しんだりすることもできるでしょう。

　回想によって、その出来事に関連した感覚や感情がよみがえります。**回想ワーカー**（読者であるみなさんのことです）の役割は、そうした回想の効果が本人にとってプラスとなる結果をもたらすように、手助けすることです（☞第3章）。

回想は個人にとって意味があるだけでなく、高齢者の健康増進、生きがいを高めるという観点から社会的な活動としての意義と有用性が認められています。とくに、高齢者ケア施設で働く人たちの間での関心は高く、**回想法**（Reminiscence Therapy）という言葉とともに広く知られるようになり、治療目的やケアの一環として行なわれています。そうした現場での実践をもとに回想の効果や有用性を示す実証研究や報告もたくさんあります。

　回想の有用性は、認知機能の改善という治療的な意味合いだけで評価されるものではありません。回想は**楽しい活動**であるということが、まず何よりも重要です。ですから、回想は**アクティビティ**に適しています。

　回想を使ってグループで活動を行なうことは参加者の社交性を高めます。そこに笑顔が生まれ、創造性とともに健康な活力が引き出されることも期待できます。

2. 追憶や回顧との違い

回想（Reminiscence）

　回想の主眼は、思い出される過去の経験の数々を収集することにあります。1人で行なうこともあれば、他の人と一緒に話し合いながら思い出を呼び起こしていくこともあります。特定の人の人生経験に焦点をあててもよいし、同じ世代に共通する経験を思い出すことも楽しい回想になるでしょう。育った土地柄や環境に共通する経験もよい題材となります。ある思い出を回想しながらどのように感じるかは、当事者によってさまざまです。また、その人の現在の感情に影響される可能性もあります。

追憶（Nostalgia）──思い出にふける

　過ぎ去りし日々のことを懐かしく思い出すことが追憶です。こうした気持ちは、一般的にその人が今もっとも求めていることが対象になります。この場合、事実をありのままに思い描くことが主眼にはならず、ある時代の良いイメージが人工的につくりだされることになりがちです。そうして思い出にふけるわけです。**郷愁**もそれと同じような意味をもつ言葉です。それらは心の慰めとなるので、ストレスに直面している時には、ストレスからの逃避を

提供するという重要な心理的機能をもっています。しかし、それが過ぎると、リアリティーが歪められることになり、その結果、想像上の過去に傾倒し、現状に対する慢性的な不満につながる可能性もあります。

回顧（Life Review）——人生を顧みる

　回顧とは、これまでの人生を振り返って検証することです。それを伝える相手はグループではなく、自分自身の中で対話するのが一般的です。つまり、回顧は内面的な活動であると言えるでしょう。困難な場面を振り返り、どう解決策を見いだしたか、あるいは自分なりに気持ちの踏ん切りをつけてきた経験を見つめ直し、それを評価して、適当な表現を与えます。それを書き起こしたものが「回顧録」です。個人的な経験に主眼が置かれるので、プライベートな内容になるでしょう。内容の中心は、回想や追憶よりも辛く困難な思い出に焦点を合わせたものとなる傾向があります。

3. 回想の価値

　回想は、高齢者向けケアホームで楽しみながら行なえるレクリエーション的な活動（アクティビティ）として取り入れられ、普及してきました。現在では高齢者のみならず、文化背景に左右されることもなく、幅広い人々が楽しめると同時に健康維持にも有益な活動であることが確認されています。

　回想を上手に、より効果的に行なう技術についてもっと学びたいと考える人々が増えています。医療や介護・福祉領域でのケアワーカーや管理職以外に、地域で表現活動を推進している人や教育関係者、博物館や図書館の企画に携わる人々の間でも関心が高まっています。

　過去は過ぎ去ったものですが、私たちの思い出として残り、現在そして未来に向けて、何か役に立つ可能性を秘めた"宝の山"として存在しているのです。過去にあったことのすべては、古いものから新しいものへと変わっていく物語であり、私たちはそれを分かち合い、次の世代へとつないでいくことができます。

　過去との対話や、記憶を呼び起こすこと、知っていることを分かち合うことがないとすれば、人間にはなんの進歩も前進もなくなってしまうでしょう。

古いものなくしては、新しいものは生まれてこないのです。

　回想アクティビティは、参加者にそれぞれの人生と、それに対する関心と興味を取り戻させます。そして、その人らしい自己表現を始めることができます。回想の内容は家庭での過ごし方であったり、交友関係であったり、学校や仕事、遊び、スポーツ、趣味であったりと多岐にわたります。食べもの、旅行、おしゃれの話題、それから病気の体験や健康（若くて元気だった頃）の回想もよく聞かれます。こうした人生の具体的側面に対する個人的な好みや考え方のすべてが、回想を活性化する力になります。

4. 回想アクティビティ

　健康的な目的を意識して企画される活動（一般に高齢者によるグループワーク）に回想を取り入れることを「アクティビティとしての回想法」ととらえ、**回想アクティビティ**と呼ぶことにします。

　回想アクティビティでは、思い出を促進するために、それを刺激し、思い出を引き出すきっかけ（引き金、トリガー；trigger）となるようなさまざまなモノを利用します。それを**回想トリガー**と呼びます（☞第5章）。

　思い出は参加者同士で分かち合えるかもしれないし、そうはならないかもしれません。それは参加者の自由です。自由であることが、よい回想アクティビティをすすめる上で鍵となる要素です。もちろん、回想が共有されることによって、グループを刺激して活動が盛り上がり、創造的なアクティビティの展開につながる可能性が大きいということは言えます。

　回想アクティビティは、回想することと、それをもとに展開してゆく活動の**機会を提供する**ことです。活動の内容や、すすめ方はさまざまです。回想への導入にしても、数分間、私的な思い出を頭の中で思い返してもらうこともあれば、グループ活動を重視して、全員に共通する思い出から入る場合もあります。

　一定の時間を決めて〝回想セッション〟として計画されたものだけがアクティビティではありません。突発的に起こる短い会話の中から、その場ですすめられるアクティビティもあります。画一的に考える必要はありません。

　結果についても同じことが言えます。回想アクティビティは言葉のキャッ

チボールだけに終わらず、創造性を刺激した結果、芸術的な表現や創作的な活動へと発展していく可能性を秘めています。そのような活動は**生きがい**となり、**達成感**をもたらします。

　活動は社会的（社交性を養うという意味）、教育的に有意義なだけでなく、参加者の創造性を高めることが期待できます。自由にイマジネーションをはたらかせることで、可能性は更にひらかれることでしょう。

　参加者の回想の中にあった人生の1場面を再現するアクティビティを計画してみるといいでしょう。家事（炊事、洗濯、掃除）、遊び、モノづくり、学校生活、健康法など、昔を思い出して再現するのです。娯楽、芸能もあります。食事会や、どこかへ出かけてみるのも楽しいでしょう。このようなグループでの"お楽しみ"を活動の中に組み込むのです。これらのアクティビティは、過去を呼び戻すだけではありません。参加者の今の気持ちを盛り上げ、人生経験を豊かにすることでもあります。また、将来さらにグループでの活動を発展させる計画にもつながります。

5. 精神療法的アプローチとの違い

　楽しい思い出に焦点をあてる回想アクティビティは、忘れたいと思っていることを思い出させたり、できれば考えたくないと感じる経験について考えるように促す精神療法的なアプローチとは明らかに対照的です。また、倫理的あるいは法的な強制力によって秘密や辛い思い出を暴露するような場でもありません。思い出を話すことは、懺悔でもなければ、裁判での尋問に答えることでもないのです。回想アクティビティは、参加者の完全なる任意にもとづく、自由意思と選択を尊重するアプローチです。その目的は、弱っているところを強化することではなく、健康に焦点を合わせ、今もしっかりと残っている能力、興味、その人の個性を発揮できる場を提供することです。

　回想ワーカーは精神療法家ではありません。回想が参加者にとって楽しい経験となるように、そして参加者の良い面が引き出されるように手助けをする人なのだということを忘れないでください。

　ワーカーがまず気を配るのは、参加者がリラックスできているかどうかです。回想アクティビティをすすめるには自由な会話が生まれる環境が大切で

す。参加者がワクワクするような場になるにはどうしたらよいかを考えましょう。

6. 回想アクティビティの参加者

　回想アクティビティに興味を示し、やってみたいという人に対してアクティビティを提供していくのが主催者の役割です。押し付けがましく、または手慣れ過ぎた態度でアクティビティへの参加を求めるのは、決してよいことではありません。

　参加を決めるのに少々時間を必要とする人もいれば、積極的に飛び込んでくるような人もいるでしょう。これまでの筆者らの経験から言っても、参加者の積極性や参加意図はさまざまです。それに対して、こちらから参加者の希望内容を限定したり、一定の条件を課したりする必要はありません。参加を望み、何かを得ることが可能な人々に対して回想アクティビティを提供する、それがスタートラインです。

　回想アクティビティから何を得るかは1人ひとりさまざまです。参加者全員に同じようによい結果をもたらすことを目標にはしません。

　回想に適応しない人々には別の形のサービスを提供していくことを考えましょう。

参加の呼びかけ方

　回想アクティビティに参加するかどうかは個人の判断と意志に委ねられるべきものです。参加を呼びかけるにあたり、必要性を強調したり「あなたにとって間違いなく役立つ活動です」などという表現をしてはいけません。精神療法の1つとして紹介するなどはもってのほかです。こうした活動は、参加する1人ひとりに何らかの有益性が期待できるから行なわれるのはもちろんなのですが、参加するかしないかの判断に対しては、どのような形でもプレッシャーを与えることがあってはなりません。

　参加の呼びかけにおいて大切な点は、活動の趣旨と参加方法のオプションについて明確な情報を提供することです。とくに、参加を決めるのは参加者本人の意思によるという前提をしっかり伝えていくことが大切です。そこか

ら得られる可能性のある効用を伝え、活動のすすめ方についてはデモンストレーションを見てもらうのがいいでしょう。

参加を決める理由

これから何をするのかについて知って理解していること、その活動を担当するファシリテーター（回想ワーカー）は信頼できるということが参加を決める理由です。そして、自分なりに何らかのメリットがあると感じていることが、参加を継続する唯一の理由となるべきです。

自由意思で参加した後でも、活動をすすめていくなかで気持ちが乗らなかったり、自分には向いていないと判断する参加者もいるでしょう。このような場合には、その選択を尊重します。その人がグループを抜けてもわだかまりを残さないことが大切です。

参加しない人

回想を誰しもが楽しみたいと思っているとは限りません。参加したくない人がいてもいいのです。自由意思、選択の尊重こそが回想アクティビティの基本です。あなたはこれをやるべきだなどということを、誰も決めることはできません。なかには、回想にまったく関心を示さない人もいるでしょう。しかし、その人はとても健康で人生を目いっぱい楽しんでいる人なのかもしれません。

人によっては、辛いことに直面していて、それどころではないと断わられる場合もあります。過去に焦点を合わせると聞いただけで気がひけてしまう人や、思い出というのは個人的なことだから他人には話したくないと考える人もいるでしょう。そのような個々人の思いや考え方は、そのまま受けとめます。それについて「それは違う」と言って議論しようとしたり、「こう考えたらどうでしょう」などと誘導したりするのはよくありません。

回想の効用を強調して説明する必要もありません。むしろ期待や先入観をもたれないほうがいいのです。実際、そこで何が起こるか約束できるようなことはありません。とは言っても、回想ワーカーの側では、回想の楽しさや、それをとおして参加者によい結果をもたらすことを確信して声をかけているわけです。その自信が自然と伝わるのが理想的です。そうすれば安心して参

加してみようと思ってもらえるでしょう。

　喪に服していて沈み込んだ人々と回想をすすめたことがあります。グループ活動はこうした人々には適さないのかもしれません。その時も成り行きを心配したのですが、回想アクティビティが気分を晴らしてくれ、グループが心の支えになったと言ってもらえました。

7. 回想アクティビティから得られるもの

　これまでに行なわれてきた回想法を使った活動の経験や、多くの研究結果から、回想のポジティブな評価と、回想アクティビティを高齢者ケア施設の活動として取り入れることの意義を、以下にまとめておきます。

回想の効用

　回想から得られるものは、アクティビティ参加者（回想を行なう本人）と、回想を手助けする人（回想ワーカー）との双方で分かち合われるものであることに注目してください。

❶ 過去と現在とがつなぎ合わさり、その人の背景がわかり、その人らしさ（本人にとっては自分らしさ）という感覚を得ることができる。
❷ 参加者同士が共通に知っていることや、人間的に共感できることが見いだされることで仲よくなれる。人との関わり方やグループでの交流が上手にいくようになる
❸ 他者を理解し、尊重できるようになる。違う視点から物事を見るということがそれを助ける。
❹ 世代間での伝承。過去を知ることで、現代（いま生きている社会）についての知識が深まる。
❺ 与える人は同時に受け取る人でもあるという"贈り物"の経験。そのような贈り物は、お互いに恩恵を与え合う関係の礎となる。
❻ 個人のもつ多様な側面が表現される。ふだんとは異なる「別の顔」を知ることになり、人柄が改めて印象づけられる。
❼ 人生を振り返り、反省することにつながる。その結果、現在直面する

状況をよりよく理解でき、将来の備えを考えることができる。
❽ アクティビティをきっかけに、自分の中でさらに思い出が呼び起こされる。それによって、改めて現在の自分を肯定的に認め、自分なりに精いっぱい生きていく意欲がわく。
❾ 参加する楽しみと満足感。それは他のアクティビティに対しても関心を向け参加を促す要因となる。

回想アクティビティに期待されること

❶ ケア施設内での相互交流が増え、社交性が向上する。
❷ グループ活動に参加し前向きに思い出を話し合うことで、アイデンティティーと自己価値感が強化される。
❸ 創造性が刺激されることによる喜びと満足を感じる。
❹ 活動を広報することで、地域の人々にも回想への関心が広がり、プロジェクトへの参加と協力が得られる。
❺ 施設のスタッフにおけるパーソン・センタード・ケアのスキルの向上。
❻ グループのアイデンティティーが確立され、グループへの帰属意識が生まれる。
❼ 施設内の高齢者に前向きなロールモデル(自分もこうなってみたいと思ってもらえる姿)を広めることができる。

8. 創造性の発揮へ

　自分の考えや個性を表現すること、そして創造的であることは、アイデンティティーや自尊心と関係します。回想も、過去の経験を改めてつくりあげることになるので、創造的な活動に位置づけられます。
　思い出を分かち合うためには、他の人にも理解できるように思い出が表現される必要があります。ワーカーは、そのために最適な方法を見つける手助けをしなければなりません。いい思い出話が披露されて、グループが盛り上がったならば、グループをこえて、さらに多くの人々と回想を分かち合いた

いと思うようにもなるでしょう。

　回想はさまざまな表現活動のモチーフになります。アクティビティを、グループで何かをつくりだす創造的な活動（Creative Activity）のプロセスへと発展させましょう。表現の手段として美術、音楽、文学、演劇、手作業などが考えられますが、意義や目的を考えるのに「芸術性」などという堅苦しい言葉は使わないほうがいいでしょう。何かをつくりだす創造性の発揮と、つくりあげたものを鑑賞してもらえることの喜びを言うだけで十分です。

　グループ活動から生まれた"作品"が、参加者以外の多くの人々にも鑑賞され、感銘を与えることを、これまでに何度も経験してきました。そして、グループメンバーだけでなく、創造的なプロセスを共にしたワーカーも大きな喜びを味わうことができました。回想にはそのような作品を生みだす潜在的な力があるのです。

9. オーラル・ヒストリー

　人々の記憶を歴史資料にするために、語り伝えやインタビューをテープやビデオに記録したもの、あるいはそれを書き起こしたものはオーラル・ヒストリー（Oral History；聞き取り調査）と呼ばれ、歴史研究に活かされます。また、一般読者のために本として出版されたりもしています。

　それに対して、回想アクティビティでは、そこで話された内容をテープやビデオに残すことはしないのが一般的なやり方です。回想ワーカーが公開目的ではなく事後評価のために記録することはあります（写真やビデオ撮影、録音する場合は必ず参加者の許諾を得なければなりません）が、それはあくまで当事者（参加者とワーカー）が見直すためであって、グループ外部の人に見せるためではありません。

　しかし、回想がすすむにつれて、回想内容によっては参加者の関心が高まり、この際、みんなが語る**記憶を記録にして残そう**という考えが、参加者の中から生まれてくるかもしれません。その場合は、ポジティブな気運を尊重し、回想から発展して、オーラル・ヒストリーを目的とする新たな活動へと進める選択もあり得ます。回想アクティビティはオーラル・ヒストリーへの入り口を提供できる側面をもっているのです。その意味で、近年では歴史学

や民俗学などのほうでも回想法に関心をもつ研究者が増えているようです。

　この記録がどのような取り扱いを受けるかは、本人の意思が尊重されなければなりません。公開の仕方もいろいろなケースがあり、それぞれ許諾が必要です。たとえば、近しい家族と友人だけに公開が認められるとか、収録後30年経過して初めて博物館での使用が認められるといった条件がついたりします。逆に積極的に公開を望む場合には、インターネットに即日アップすることになるかもしれません。

　オーラル・ヒストリーの領域で回想活動をすすめるには、そのための特別な指針と配慮が必要となります。このプロジェクトには、やらなければいけないことが多くあります。準備に時間もかかりますし、収録の責任、インタビューの能力が問われます（☞第4章のコラム「個人インタビュー」）。また、文字への書き起こし、編集作業など、なかなか大変な仕事が待っています。

第2章
回想プロジェクト
アクティビティの計画、実施、評価

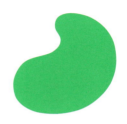

　回想アクティビティは、主に高齢者を対象として、回想法をグループで楽しみながら行なう活動です。その準備と計画、および実際に活動をすすめるうえで必要な事柄と心構えについて述べます。

　グループには、クローズド・グループ（closed group；メンバーは固定され、決められた回数、定期的に会合をもつすすめ方）と、オープン・グループ（open group；あらかじめ回数や、定例日を設けず、その時々に自由参加を認めるすすめ方）の2通りありますが、ここではクローズド・グループでの回想に焦点を合わせます。

1. 企画立案

　回想法をアクティビティとして実施する一連の計画を**回想プロジェクト**と呼びます。

　回想プロジェクトが成功するためには、参加者がグループとして結束し、グループ内に信頼や自信を育んでいくことが重要です。そのためには、綿密な準備と、毎回のセッションを運営し、次回のアクティビティへと発展的につなげていく能力が求められます。

　計画では、以下の要素が明確でなければなりません。

目 的、到達目標
対象（参加者）
会場と必要物品
時間（日程と時間割）
予 算
スタッフ

　ケア施設で、あなたが新しく担当する仕事として回想アクティビティを始めるには、計画を**企画書**にして提出する必要があります。上にあげた要素を必須項目として企画書を作成しましょう。

【企画書の作成】
◆ 活動の意義と目的・目標
　ケア施設の理念とどのように合致しているか
◆ 実施計画の概要
　対象、期間、所要時間、回数
◆ スタッフ（回想ワーカー、コ・ワーカー）の参加について
◆ 参加者について（募集方法、案内）
◆ 使用する部屋について
◆ 開催スケジュール
◆ 費 用

2. プロジェクトの概要

4つの段階

1）事前の計画と準備

　プロジェクト全体の計画（企画書）を作成し、承認を受けたら、実施するのに必要な準備を行ないます。スタッフ、物品、会場の確保などです。費用も重要です。それには見積りと予算が必要です。
　多くの回想グループが途中でまごついてしまうのは、この段階をいい加減

に済ませて始めてしまうからです。

2）開始〜導入
　参加者が集まる初回のセッションから2〜3回目まで。グループが形成されるとともに、回想に関して参加者のそれぞれがどのような興味をもち、どのような活動をやってみたいと思っているのかを見定める段階です。

3）発　展
　プロジェクトの中盤にあたります。グループに信頼関係と一体感が育ち、またワーカーも信頼されて活動がスムーズにすすみ、そのグループ独自の展開を見せる時期です。
　アクティビティの内容についても自主的なアイディアが出てきます。グループが結束して創造的な活動をめざす場合もあります。

4）終　了
　プロジェクトが終了する段階では、参加者が活動を振り返り、達成できたことと、その満足感を確認します。そのために全員から感想を聞きます。
　開始当初より、どんな活動にも終わりがあることを念頭に置いておかなければなりません。終了とともに、プロジェクトの全体とアクティビティの内容について評価します。それが次のプロジェクトに活かされます。

標準的なプロジェクト
　回想アクティビティは8回のセッションで構成されるのが標準的なプロジェクトと言っていいでしょう。これはロンドンのAge Exchange★において

★ **Age Exchange**　回想法の地域実践と普及に貢献するイギリスの回想法センター。日本の地域回想法事業（愛知県北名古屋市、岐阜県明智町など）のモデルでもある。Blackheath(ロンドンの南東)にあり、1987年に設立されて以来、年間3万人をこえる人々が訪れている。高齢者のQOL(いきいきと生きる)の改善と世代間交流（Age Exchange）を目的として、回想法を用いた社会的活動を行なっている。小学生が学習に訪れる場ともなっている。また、回想法の研究、出版、展示、創作芸術のプロジェクトなど、回想法に関する総合的な活動を展開している。研修、ワークショップも行なわれており、国際的に知られている。

過去30年間にわたり採用され、よい結果をおさめてきた方法です。

- ◆ **週1回のセッションを8回続ける**
- ◆ **1グループは6〜8名**
  - ＊多くても10人まで、とするのが普通です。それ以上の参加希望がある場合は、次回に参加してもらうようにします。
  - ＊コミュニケーションに困難が予想されるメンバー（たとえば超高齢者、耳の遠い人など）がいる場合には、人数を4〜6人に抑えることもあります。認知症のある高齢者のグループであれば、それ以下の少人数で計画することになるでしょう。
- ◆ **セッションの所要時間は1回60〜90分**
  序盤：最初の10〜15分
  　　当日の計画・予定について
  中盤：40〜60分
  　　アクティビティを楽しむ
  終盤：10〜15分
  　　アクティビティの振り返り
  - ＊最後の振り返りの時間に、お茶とお菓子を出してもいいでしょう。
  - ＊セッションの開始以前に、会場準備の時間が必要です。そのために、慣れてきたら参加者に早めに来てもらい、協力してもらうようにしましょう。
- ◆ **回想ワーカー（あなた）とコ・ワーカー（同僚）の2人以上で運営する**
- ◆ **原則として、プロジェクトに関することは勤務時間内に行なう**
  - ＊あらかじめ施設の承認を受ける必要があります。
  - ＊そのためにも、セッションの運営が勤務（ケア施設の業務）として評価されるよう、計画（企画書）に活動目的を明記することが重要です。

3. 回想グループへの招待

　参加してもらいたいと思った人には、回想の趣旨、回想アクティビティの例を紹介するなどして参加を呼びかけます。参加を希望、あるいは承諾された方々によるグループメンバーが決まったら、回想グループへの招待状を1人ひとりに届けるようにしましょう。

　歓迎の気持ちを伝える**招待状**は、グループへの警戒心を和らげ、友好的な社交の場を期待させる好印象を与えます。また、手帳にはさんだりしてセッションの日程を忘れないことにもつながります。

　招待状の文面ができたら、そのをデザインを考えます。以下のような文面なら、はがき大のカードが適当でしょう。

> ○○　様
> 回想アクティビティの□△倶楽部*へようこそ。
> リラックスした雰囲気で、思い出を話し合いましょう。
> ●●●●室でお待ちしています。
> 最初にお集まりいただくのは、●月●日（●曜日）、●●時）です。
> その後は、毎週●曜日、同じ場所、同じ時刻に開催する予定です。
> ○○（あなたの名前）と○○（コ・ワーカーの名前）が会のお手伝いをさせていただきます。みなさんと一緒に、楽しくワクワクしたいと、今から楽しみにしています。

*仮のネーミングとして、プロジェクトに名前を付けているならその名称を。ネーミングなしでもかまいません。その場合は、セッションのなかでグループの名前を参加者全員で考えましょう。

　招待状を届ける機会に、参加者に歓迎の気持ちを直接伝えます。「お体の調子はいかがですか？」などと声をかけ、日常的な会話を交わすことも大事です。参加者のほうから、みんなの前では言いにくいことを、あなたには伝えておきたいと思って話されるかもしれません。そういう場合はしっかりと耳を傾けましょう。秘密は守ることを約束します。

　回想アクティビティでは、参加者はグループメンバーとしてだけでなく、1個人としても尊重されていると感じてもらえることが重要です。

4. アクティビティの実施計画──8回のセッション

　もしあなたが回想法のセッションに慣れていないなら、必ず事前に、友人や同僚などからなる少人数のグループで回想アクティビティを体験し、回想ワーカーとしての練習を積んでください。
　回想ワーカーの役割と心得については第3章で述べています。

開始～導入期

　参加者を暖かく迎えましょう。わからないことがあればワーカーが手助けするということを伝えます。オープニングでは、グループに和やかな雰囲気が生まれることと、参加者の興味やそれにまつわる思い出が何かしら出てくることに心を砕きます。お茶をすすめ、全員が知っていそうな懐かしい音楽（BGM）をかけてリラックスしてもらいましょう。
　導入期のセッションにもとづいて、このグループに適したアクティビティの題材やテーマを考え、以降のセッションにつなげます。

1回目 オープニング

1）スタッフ（ワーカー、コ・ワーカー）の挨拶、自己紹介
2）参加者の自己紹介
3）導入のアクティビティ

　初回のセッションでは、回想アクティビティとはどういうものなのか、参加者に理解してもらう必要があります。
　実例【1】は、そのために考えられたアクティビティです。

実例【1】　導入のアクティビティ

買物カゴを手に取って

用意するもの
　スーパーのレジ袋が登場する以前、日常的に使われていた買物カゴ。

すすめ方
1) 参加者（輪になってもらうといいでしょう）の前に買物カゴを置きます。よく見てもらうために、手に取るよう促します。
＊1人ひとり手渡ししてメンバー全員に回します。
2) カゴが回っている間に、ワーカーはゆっくりと話しかけます。「小さい頃、こんな買物カゴが使われていませんでしたか？　自分でなくとも、使っていた人の姿が思い浮かびませんか？」「それにはどんなものを入れましたか？」などと、軽い問いを含むようにします。
＊とくに答えを求める必要はありません。

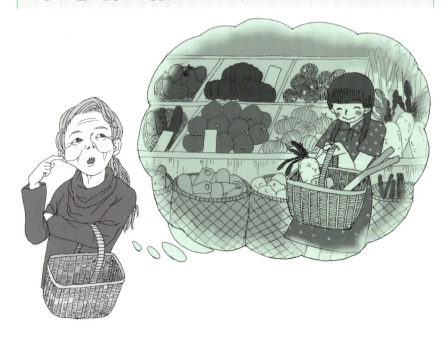

3）しばらく考えてもらう時間をとって、参加者からの自発的な発言を待ちます。

＊初めてのセッションで肝心なのは、思い出に関心を向ける機会を提供することです。

＊参加者からすぐには思い出が出てこない場合は、発言の呼び水として、買物カゴにまつわるワーカー自身の思い出を例として話すのもいいでしょう。それには若すぎる世代であれば、教えてもらうという姿勢で、他にどんな買物カゴがあったかとか、商店での買物の様子とか、自分の興味を投げかけてみましょう。

＊この段階では、全員に発言を求める必要はありません。

4）自由に話し合うことで、メンバー間の固さがほぐれてきます。

5）頃合いをみて、再び目の前の買物カゴを取り上げて、今度は参加者1人ひとりに順番に手にとってもらい、それぞれ心に浮かんだことを話してもらいます。

＊パスする人がいるかもしれませんが、それでもいいことにして、流れを停滞させないようにしましょう。事前に、「何も思いつかなかったとしても、それはそれで1つの答えですので、気にしないで次の人へ回してください」と伝えておくことが大切です。

＊参加者の誰かが話しているのを聞くことで、何かひらめいたり思い出したりするきっかけになるかもしれません。そのような時には、その人に再度話す機会を与えていきます。

評価と課題

1）参加者から感想を聞く
- どんなことが、どんなふうに面白い、楽しいと思われていたか
- むずかしかった点や、いやな思いをしたことはなかったか

2）提示した物（上の例では買物カゴ）について
- 話題をうまく引き出すことができたか
- 話が盛り上がったとすれば、その物のどのような側面が役立ったのか？そこから、今回使用した買物カゴ以外にも、この種のアクティビティに使えそうなものに何があるかを考える。

4 アクティビティの実施計画──8回のセッション　49

> 3）質問に対する反応
> ・カゴに入れるものとしては何があがったか
> ・どのような思い出が語られたか
> ・参加者が楽しそうに語っていた話題は？ それは人生の中のどの時代のことだったか

　回想への導入には、こうしたシンプルで堅苦しくない方法が適しています。このアクティビティの目的は、空のカゴを参加者のさまざまな思い出やひらめきでいっぱいにすることです。しかし、もっと大切なことは、参加者がリラックスして、1つのグループとしてまとまることです。グループ活動がどのようにすすんでいくのかを理解して、次回の集まりを楽しみに思ってもらえたなら大成功です。

　このように、言葉で説明して理解を求めるよりも、簡単なアクテビティを体験してもらうことから入ることをおすすめします。

　実例【2】【3】も、新しいグループとアクティビティを始める際にもっとも普通に行なわれている方法です。

実例【2】　　　　　　　　　　　　　　　導入のアクティビティ

写真や印刷物を見てもらいましょう

用意するもの
　古い時代（参加者が幼少年期～青壮年期であった頃）の写真や印刷物
＊題材も被写体もバラエティに富んだものを事前にたくさん集めておく必要があります。
＊題材は山や海辺、農村や町並みの風景、公園や遊園地、学校生活、お祭り、家屋、動物、芸術作品や建築、有名人などが考えられます。
＊絵はがきは扱いやすい大きさでよい素材です。しかし、たくさん集めるのは大変ですし、そればかりでは変化に乏しいので、古いアルバム写真や雑誌の切り抜きなど、さまざまな素材を利用しましょう。往年の映画

スターや歌手のブロマイドも探してみましょう。

すすめ方
1) 用意したもの（トリガー）をすべて、テーブルの上に並べます。
2) テーブルを囲んだ参加者に、それらの1枚1枚をよく見てもらいます。
＊「どうぞ自由に手にとってご覧ください」と言って促しましょう。
3) 全員がひととおり見終わったら、とくに目が留まったり興味をひかれたりしたものを1～2枚選んでもらいます。
＊それは何かの思い出につながっているのかもしれません。単に写真や絵が気に入っただけかもしれません。その理由（選択基準）についてこちらから話しかけることはしません。
4) 選んでもらった後で、なぜそれを選んだのかを話してもらいます。
＊全員に話す順番が回るように、時間配分に気を配る必要があります。

評価と課題
1) 参加者から感想を聞く
2) 参加者について、どんなことを知ることができたか
3) 参加者に共通項（全員が知っている場所や、興味を示した話題）はあったか。それについて話し合うことができたか
4) このアクティビティで参加者が得たものは何か

実例【3】　　　　　　　　　　話し手と聞き手を体験してもらう

題材を例示して

用意するもの
　回想を誘う題材のリスト
＊10個ほどあればいいでしょう。たとえば、
- 楽しい思い出のある場所
- 大好きな1曲
- 楽しい時間（例：朝の散歩で、お弁当、夕食後のテレビ）

- 子どもの頃のもっとも楽しい思い出
- 初めて就いた仕事
- ちょっと珍しい旅行
- 尊敬する学校の先生
- 苦労の末に達成したこと（例：資格の取得、受賞、合格）
- 熱中したゲームや遊び
- お気に入りの映画や映画スター

すすめ方
1) こちらが用意した題材以外にも、参加者が思いついた回想のテーマを募り、題材のリストに追加します。
2) 参加者は、その中から自分が回想したい題材を1つ選びます。
3) 2人1組になってもらいます。
4) 1人が話し手になり、もう1人は聞き手になります。まず一方が自分の思い出を相手に話し、話し終わったら、次はその相手が話し手になります。

＊それぞれ2～3分もあればいいと思いますが、それより短くても長くてもかまいません。

5) 再び全員に集まってもらい、1対1で思い出を話した感想を尋ねます。

＊組みになった2人の間でどのような感じが行き交ったか、
「回想している相手からはどんな感じが伝わってきたましたか？」
「自分の話は相手にどのように受け止められたと思われますか？」
と問いかけてみましょう。

6) 話している時と、聞く側に回った時の感じ方の違いについても考えてもらいます。

＊「何か違うことを感じませんでしたか？」

7) 最後に、「思い出の大切さ」について全員で話し合う時間をとります。

＊10分間程度は必要です。

＊人間にとって思い出は大切なものですが、どのように大切なのかはさまざまです。1人ひとり全員に聞いてみることが重要です。

> **課　題**：ここで出てきたことは、その場で要点を書きとめて、記録として残します。

2回目　全員が参加できるシンプルなアクティビティ

　実例【4】【5】は、全員が無理なく参加できるアクティビティとしてよく行なわれています。参加者がどんなことに興味を示しているのかを見のがさないことが重要です。何かを決める場面では、必ず参加者の意向を確かめるようにします。そうして参加者の特徴に合ったアクティビティを探していきましょう。

実例【4】　　　　　　　　　　　　　　　　　　　　地図を使ったアクティビティ

思い出の場所…地図に印を付けましょう

　地図そのものが思い出の引き金として役に立ちます。生まれ育った場所（故郷）、引っ越し先、学校、職場、友人や親類を訪ねて行った場所、旅行先や休暇で過ごした場所など、それぞれが人生の中で意味をもつ場所にまつわる話題を引き出してくれるでしょう。

用意するもの
　日本地図。できれば世界地図も。グループ内に特定の地域の出身者が多いとわかっている場合には、その地域の地図も

すすめ方−1
1) 思い出のある場所を参加者全員に聞き、ワーカーは地図のその場所に印をつけていきます。
＊参加者それぞれに別の色のマーカーをわたして、各自思い思いの場所に印をつけてもらう、というやり方もあります。
2) その結果をながめてもらい、次に、話題にしたい場所、すなわち共通の思い出に富んだ場所はありませんか？　と問いかけます。
3) そんな場所が見つかったら、全員でその場所のイメージをふくらませ

ます。
4）そして、その場所について参加者が思い出すことを列挙します。
＊どんな場所で、何をするところで、そこには何があったか
＊その場所のどんなところが好きだったか
＊あるいはあまり気に入らなかったこと
＊そこで起きた出来事
5）回想ワーカーは、こうして出てきたその場所の思い出をカードに書き出し（思い出を話した参加者の名前も記入しておく）、それを地図に貼り付けます。

すすめ方-2
　特別な場所、たとえば「故郷」や「よく出かけた行楽地（遠足）」をテーマにして地図に書き入れてもらい、それについて全員が発表する機会をもつ、というすすめ方もあります。

　このアクティビティは、参加者から「次回も続けたい」という声があがれば、1時間のセッションを2〜3回行なってもいいでしょう。

評価と課題
1）参加者から感想を聞く
　・もしも楽しめなかった人がいたとすれば、それはなぜなのか？
2）思い出を探すという課題と、地図を使って作業したことの関連性
　・地図が使われた目的を参加者は明確に理解していたか
　・地図に印をつけていく作業は、回想を促すのに有効だったか
3）「思い出の場所」を参加者全員が見つけられたか
　・地図に1つも印をつけることができなかった人はいなかったか
　＊もしいたら、何が障害となったのか？　その理由を考える。
4）参加者の回想を誘ったのはどのような場所が多かったか。また、そこではどのような種類の思い出が話されたか
5）このアクティビティが参加者個々人にとって有意義な体験であったとすれば、どのような人生の目標を達成したと考えられるか

実例【5】　　　　　　　　　　　　　　　　　　テーマへのアプローチ

話題のリストアップ

　グループで手早くたくさんのアイデアを集めるシンプルなアクティビティです。1つのテーマには、思っていたよりもたくさんのことがつながっているということがわかります。

すすめ方
1）まず、幅広くさまざまなトピックを含む大きなテーマを示します。
＊たとえば「娯楽」。以下、それを例にして説明します。
2）15分間、参加者全員で、楽しんだことのある娯楽の形態を思いつくだけあげていきます。ワーカーはその記録係になります。
＊出された意見は、大きな紙やパネルなどに、全員にはっきりと見えるように、できるだけ大きな文字で書き出しましょう。
3）ある程度話題が出そろったところで、娯楽をいくつかのカテゴリーに分類することを提案します。
＊さまざまな分類が考えられます。たとえば、「家の中で楽しんだこと」と「外に出かけて楽しんだこと」に分けられます。興味の対象を考えると「音楽」「芸能」「映画」「スポーツ」「ギャンブル」などのカテゴリーが浮かんできます。また、求めている楽しみの質に着目して「みる」「きく」「（自分で）する」「参加する」などで括ることも可能です。
＊どのように分類するのが適当かということを考える必要はありません。多様な、そしてユニークに表現されたカテゴリーを思いつくことのほうが重要です。
4）カテゴリー化の過程で、さらに思い出が触発されて「こんなこともあった」という声があがったら、それも追加して「娯楽」の思い出リストを完成させます。
5）このリストの中に、次回のセッションでテーマにしたいものがあるかどうか、話し合います。

　回想アクティビティの素晴らしい点は、**間違った答はない**ということで

す。娯楽というものをどのようにとらえるかは参加者個々人に委ねられます。劇場へ出かけることが最高の娯楽であった人もいれば、テレビの連続ドラマをあげる人もいるでしょう。どちらのほうが面白いとか、好きな理由とかを話し合うような方向へもっていくのはよくありません。

評価と課題
　このアクティビティの目的は、テーマに関する話題のリストを豊かにすることです。最終的に出来上がったリストに、より幅広い内容があげられているほどよいのです。この全員が貢献した成果は、グループの実情を反映した大切な資料になります。
1）出来上がったリストの記録は、今後の参考資料として残しておく。
＊参加者にその許可を得ておきましょう。
2）「娯楽」は1回のセッションにふさわしい題材だったか
　・参加者は興味をもってくれたか
　・思い出をたくさん引き出せたか
3）時間は1時間で足りたか
　・もっと時間をかければ、さらに細かな内容に及ぶことができたか
　・グループもそれを望んでいるように見えたか

発展期
　テーマを絞り込んで（☞第3章-11）グループとしての活動を発展させていく段階です。重要なのは**楽しい想い出**を探すことです。回想ワーカーは、参加者が思い出を口に出すときに、心の中にわだかまりを感じないような題材が選ばれているかどうか、それとなく気を配ります。
　さらに、参加者にとって**とくに意味深いテーマ**を探していきます。あらかじめ合意している場合は例外となりますが、ここでも、グループの参加者1人ひとりの意識に注意を向けなければなりません。
　創造的な活動の展開へと進む可能性もあります。
　全体が8回のセッションで構成されるとすれば、目安として4回のセッションを予定すればいいでしょう。

3回目　特定のテーマに応じたアクティビティ

Ⅱ部で、アクティビティの具体例をメニューとしてたくさん紹介していますが、ここでは、2つだけあげておきます。実例【6】は「仕事」をテーマに選んだグループで楽しめるアクティビティです。実例【7】は「懐しい場所」というテーマを参加者の絵画的表現活動へとつなげています。

実例【6】 　　　　　　　　　　　　　　特定のテーマに応じたアクティビティ

ジェスチャー…私は何をしているのでしょう？

昔の有名なテレビ番組「ジェスチャー」をまねた、ゲームとして楽しめるアクティビティです。それまでのセッションでさまざまな仕事についての思い出が話された場合に、その延長として行なうのが効果的です。

すすめ方
1) 参加者に、かつて携わっていた仕事を思い出してもらいます。
＊仕事は職業に限定する必要はありません。遊びとは違う努力や技術を伴う作業、たとえば趣味や家事の類も含めてもいいでしょう。
2) 1人ずつ、自分の仕事の様子をジェスチャーで演じてもらいます。それを見て、グループ全員で何をしているのかを当てます。
＊なかなか当たらない場合は、適当に切り上げて「正解」を教えてもらいます。
3) ゲームの後で、本人がその仕事について話したいことがあれば話してもらいます。

練　習
グループ全体の前でジェスチャーを演じるのは、はじめてだと尻込みする人が多いかもしれません。その時は、まずは2人1組になって練習する時間を設けるといいでしょう。

評価と課題
1) 参加者から感想を聞く

2）ジェスチャーにはどのような種類の仕事が取り上げられたか
＊特徴的な動作を伴う仕事のリストをつくりましょう。
3）ジェスチャーで演じることの効果を考える
＊たとえば、より細かなこと（道具の使い方、仕事のコツ）、失敗談や、同僚のことなどを語り出すきっかけになったかもしれません。

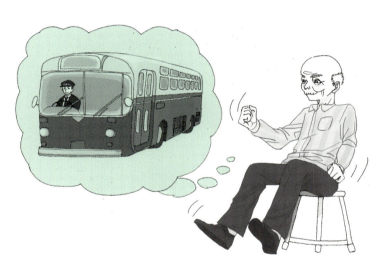

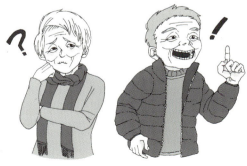

実例【7】   絵をかくアクティビティ

特別な場所の思い出を絵にしましょう

　グループ全体で「心に残る特別な場所」の意味を一緒に考えます。そして、そんな場所を思いつくだけ、できるだけたくさんあげて、リストを作っていきます（☞実例【5】）。それに続けて行なうアクティビティの１例です。

すすめ方
1) リストの中から１か所、参加者の全員が知っていて、簡単にスケッチできそうな場所を、グループで話し合って選んでもらいます。
2) 全員に画用紙を配ります。
3) その場所について自分が思い出したものや出来事を絵にしてもらいます。

＊自分の思い出は自分でかきたいという人ばかりならいいのですが、絵が苦手なので、できれば他の人にかいてもらいたいと考える人がいるかもしれません。そういう声が聞かれたら、かく人と話す人が２人１組となる方法を採用しましょう。２人が共同で１枚の絵をかきあげることになります。１人がその場所を説明し、１人は相手の話をじっくりと聞いて絵にします。こうした共同作業は、うまくいけばお互い貴重な経験になるでしょう。

＊絵が上手か下手かは重要なことではありません。それよりも、思い出をつくりあげている具体像を構成する細かな点の１つひとつをかきもらさないことのほうが大切です。たとえば、自転車や馬をかくにしても、それらを写実的に描く必要はなく、その場所に自転車や馬がいたことがわかればいいのです。

4) 絵ができたら、作者に題名を考えてもらいます。
5) グループに絵を見せながら、その特別な場所について話してもらう機会を、１人ずつ全員に設けます。

評価と課題
1) 特別な場所とはどういう場所か

> ＊参加者にはどういうことが「特別」だったのかを考えてみましょう。
> 2）参加者から感想を聞く
> ＊「楽しめましたか？」「むずかしかったですか？」「興味深かったことは？」
> ＊2人1組の場合、「自分の思い出を人に描いてもらうのはどんな気持ちでしたか？」
> 3）スケッチを取り入れることのメリット
> ＊細かな点まで思い出すことができたとしたら、それはどんな点か、参加者に具体的に教えてもらいましょう。

4回目 5回目 さらなるアクティビティの展開へ

　創作的な活動への流れが生まれたら、回想ワーカーは、実際に取り組めそうな活動の選択肢を提示して、グループの決定を尊重し、活動のサポート役となります。

6回目 グループの熟成──目標が決まる

　次回で目標達成に至ることを意識して運営します。

完成〜終了

　これまでの活動を振り返り、参加者全員が達成感を共有します。
　創造的な活動を展開したり、具体的な作品製作にまですすんでいる場合は、ぜひ完成させましょう。そのためには、この最終ステージにしっかりと時間を割く必要があります。

7回目 最後のアクティビティ──活動のハイライト

　最後の回想アクティビティを楽しむ会を、最終回のセッションの前に計画します。グループで追求してきた活動の完成です。やり遂げた満足感を味わい、全員でお祝いしましょう。

8回目　最終回

1) ワーカーは、アクティビティがどのように始まり、深まっていったのかについて、手短なコメントを準備して臨みます。
2) 参加者1人ひとりの名前をあげて、全員がグループに貢献してくれたことを述べ、感謝の気持ちを表わします。そして、もたらされた結果（活動の成果）を称賛します。
3) プロジュクト全体を振り返って、どんな感想を抱いているか、話し合ってもらいます。

　必ず、参加者全員に発言してもらいましょう。あなたが書きあげるプロジェクトの最終レポート（☞本章の8 評価）には、参加者全員からのフィードバックが不可欠です。
4) プロジェクトの幕引きとして**修了式**を行ないます。

　「修了証書」「感謝状」などの形で文章にした賞状を参加者1人ひとりに手渡すといいでしょう。これまでのアクティビティの記録を記念品としてプレゼントすることもできます。
5) 記念の集合写真を撮影します。

　写真は後日、参加者に謹呈します。

5. 単発で行なうセッション

　複数回のセッションを計画するのではなくて、単発で企画されるセッションをまず実施してみるという入り方もあります。オープニング・セッションだけを独立させた計画ということになります。

　とくにテーマを決めず、リラックスした雰囲気で、回想法の雰囲気を味わってもらう機会を提供します。これがうまくいけば、グループに自主的な興味が芽生えて、標準的な8回のセッションで計画する回想プロジェクトへと発展させることも可能です。

　ケア施設の管理者に、回想グループを形成することが入所者のニーズを満たすことになるというあなたの考えを理解してもらうことから始める必要があるときは、まずは単発のセッションを実施して効果を実証しましょう。

6. 計画に縛られない柔軟な対応

　標準的な8回のセッションでは足りなくなるかもしれません。計画をすべて達成しようとすれば、10〜12回のセッションが必要になるという判断もあり得ます。

　グループでの活動をさらに続けていきたいと参加者自身が判断する場合もあるでしょう。そのときは、幕引きを先送りして、目標達成までサポートを続けるべきです。しかし、一部の人に引きずられていないかどうかという点には注意する必要があります。予定通りに終了させないことを、参加者全員が了承していることを確かめてから行ないましょう。

　グループによっては週1回よりも頻度を増やして集まりたいという要望が出されるかもしれません。無理なく実現可能なことは、そのように変更してもかまいません。

　各セッションでのアクティビティの実施計画についても、柔軟性をもたせておくことが大切です。その場での成り行きや、本題から離れて脱線して、何か新しい方向へと進んでいくことが可能な余地を常に残しておきましょう。

　参加者が他のアクティビティへの興味のほうが大きいことが見て取れる場合は、事前に決めた計画に縛られてはなりません。第1に優先されるのは参加者の自由な表現や楽しむ気持ちです。計画よりも参加者のほうが大切なのです。そのためには、計画時にあらかじめ、使える時間内に実行可能なアクティビティのプランをできるだけたくさん準備しておくのが望ましいと言えます。

　どれだけ周到に準備をしたとしても、参加者から期待していたとおり十分な興味がわき上がってこないこともありますので、そのような場合には、代替案**プラン2**、**プラン3**へと移行するといいでしょう。

　その逆に、計画したアクティビティが思っていた以上に参加者のうけがよくて盛り上がったならば、予定したより長い時間をあてることで充実したセッションを実現させましょう。

7. 一連のセッションを終えた後で

　一連のセッションを終えた後も、参加者の間にアクティビティの成果を形に残したい、あるいは、**プロジェクトの仕上げ**として芸術的な活動の発表会を開きたいなどの気運が高まれば、グループを継続して**自主的な集まり**をもつ場合もあります。
　一般によく行なわれている例としては、

　グループで話された思い出を収録した冊子づくり
　使われた回想トリガーや、アクティビティの中で描かれた絵を撮影した画像を DVD に収録
　好きな歌や曲をまとめた CD づくり
　セッションの様子をとらえた写真をアルバムにまとめる
　自分史にまとめる
　劇の創作

などがあります。こうした成果物を残すためには、セッションの様子が録音やビデオ撮影、またはデジカメでスナップされている必要があります。セッションの開始時点でそのことの許可を得ておきましょう。出来上がった冊子や録音・録画データをグループメンバー以外の人たちに公開するには、参加者全員の承諾が必要です。
　劇の創作や音楽の演奏に取り組んだグループなら、

　観客の前で上演する

ことをめざすことになるでしょう。それには稽古や練習を重ねるだけでなく、会場の設営や、観客を集めるための広報など、さまざまな活動が必要で、まさにグループの力を最大限発揮しなければなりませんが、得られる達成感もまた大きいと言えます。
　もちろん、それにはワーカーの協力が必要です。ワーカーもグループの一員として、ともに達成感を味わいましょう。

◆施設に回想コーナーを設けましょう

　施設内に、回想プロジェクトのPRコーナーを設けてもらいましょう。アクティビティの成果物が展示されて誰もが閲覧、視聴できることは、施設にとってもプラスの変化をもたらすはずです。そこには回想プロジェクトの案内を掲示するとともに、収集した回想トリガーや寄付された資料なども展示します。随時展示替えを行なって、活動をアピールしましょう。

8. 評価

　よりよい回想活動を進めていく上で、評価を怠ってはなりません。評価を行なうことなしにゴールへと向かうことはできないでしょう。
　評価には客観的な説明と分析が含まれます。

客観的な記録を残す

　参加者は、思い出を探せたか、グループ活動を楽しめたか、どんな長所や能力が発揮されたかなど、活動の目的に照らして、客観的に観察された事実を記録します。

　参加者については、まずは個人単位で取り上げられるべきです。「みんなが楽しい時間を過ごしました」などといった一言で済ませてしまうのはよくありません。グループ全体を一絡げにした印象評価は客観的な説明とは言えません。

　客観的な説明には以下の項目が含まれます。

❶　参加者1人ひとりの反応、意見
❷　コ・ワーカー（☞第3章-13）の関与
❸　使われた資料と回想トリガー
❹　焦点があてられた話題（テーマ）
❺　アクティビティの実際
❻　セッションの構成と進行経過（必ずしも計画と同じになるわけではありません）
❼　参加者とコ・ワーカーからのフィードバック

分析的な評価

　以下は、セッション全体を振り返り、アクティビティの効果や進行のしかたについて反省するための評価項目です。ここでは、ワーカー自身が評価の対象になっています。詳細に分析された評価データを学びの糧として、今後のセッション運営に活かしましょう。ワーカーのスキルは、そのようにして経験を重ねることによって向上するのです。

1）参加者の意見

　参加者の感想や意見を聞くことは、何をおいても大切なことです。
　「楽しいと感じたのはどういったことでしたか？」
　「むずかしいと感じたことや、ちょっと大変だと思った点、退屈に感じた点はどのようなことですか？」
　「セッションに参加したことで、あなたが期待していたこと（目標）は達成できましたか？」
　といった質問を投げかけて、参加者全員の感想を引きだします。
　また、作品が出来上がった場合、それについての感想を話してもらいましょう。

2）アクティビティのハイライト場面

　回想が促進された場面、また、参加者が楽しめて盛り上がりを見せた場面を振り返りましょう。

3）参加度および満足度

　アクティビティのプロセスにおいて、参加者1人ひとりの参加度（活動への積極性、グループへの一体感）をどのようにとらえましたか？
　セッションを終えて、あるいは完成した作品に対して、参加者は満足していたでしょうか。それを、どんな様子から判断しましたか？

4）ワーカーのサポートや介入

　どんな場面で、どんな意図で、どのように介入しましたか？　それは効果的でしたか？　参加者の反応はどうでしたか？

あなたの介入が参加者に快く受け入れられたかどうかなど、反省点も書きましょう。

5）時間、人手、会場、物（回想トリガー、道具、備品）

準備は十分でしたか？ 会場の環境に何か問題はありませんでしたか？

これがあればもっといい結果を出せていたのに、と思うことも書きとめておきましょう。

6）回想ワーカーとしての学び

アクティビティの実践家である回想ワーカーにとっては、"何をするのか"ではなく、"どうやってするのか"が重要なのだと思います。結果をもたらしてくれるノウハウを追求しましょう。

回想アクティビティを専門職として、または学術研究の一部としてすすめている方には、さらに深く踏み込んだ分析が求められるでしょう。批評的な視点から活動を総合的に評価するには、より詳細な項目が盛り込まれた調査票を作成し、記載の基準も明確にした上でデータを収集する必要があると考えますが、ここでは省きます。

第3章
回想ワーカーの役割と心得

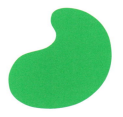

　回想アクティビティは、何よりも参加者にとって楽しくて有意義なものでなければなりません。それを保証するために回想ワーカーとして身につけていなければならないことがあります。それは、ケアに携わる者に必須な知識であり、スキルであり、基本的な姿勢であり、参加者に対する肯定的な態度です。

　よいアクティビティには必ず、それを支えている一定の規律があります。参加者全員がその意味を理解し、決まりごとが承認され守られることで、安全で安心な秩序が生まれます。参加者が脅かされずに活動が進行することによって、実り多い結果が得られるのです。

　以下に述べることは、どのような回想アクティビティを計画するにあたっても重要なことです。

1. パーソン・センタード・ケア

　第1に、私たちが行なおうとしている回想法は、パーソン・センタード・ケア（Person-Centred Care）の実践であるということを忘れないでください。Person-centredとは「個人中心の」「その人本位の」という意味です。パーソン・センタード・ケアすなわち本人の意向を第1に考えるケアとは、一般的な人間というものに関する知識や理解から導き出されたケアではなく、そ

れ以前に、目の前のその人に向き合い、**その人がその人らしくあることを尊重する**態度で接するということです。ケアする相手は抽象的な人間一般ではなく、固有の人格をそなえた「その人」なのです。その人にとって、いま、何が最善なのかを考えましょう。

回想ワーカーに望まれる態度は、参加者の話にしっかりと耳を傾け、その人にとっていちばん大切なことは何なのかを理解していくことです。

あらかじめ得られている客観的な情報を根拠に、この人はこうだろうという判断（思い込み）を持ち込んではいけません。そうした情報はその人の一部分に過ぎないのです。

出会う前はどのような人生を送っていたのか、今はどのような気分でいるのだろうかというようなことは、ご本人が話されることです。それを邪魔しないで、よい聞き手になることが重要です。回想が波に乗り、思い出が語られるにつれて、その人特有の人生の背景がはっきりと見えてきます。

回想ワーカーの心得 ❶

- ◆ 1人ひとりの固有の人格を尊重する
- ◆ よい聞き手になる
- ◆ いま、目の前にいるその人に関心を向ける…先入観を持ち込まない

---

2. よいコミュニケーション

パーソン・センタード・ケアにはよいコミュニケーションが不可欠です。それは、言葉で伝わるものだけではありません。非言語的な伝わり方も含めて考える必要があります。重要なのは話を聞く態度です。積極的に関心を示し、**傾聴**していることが伝わることで、話しやすくなるものです。

適切な環境

　回想アクティビティを開始するにあたって、回想ワーカーがまず配慮すべきことは、コミュニケーションの邪魔になるようなものが取り除かれた環境を用意することです。それには、適切なスペースが確保されていることと、グループの規模（参加人数）が適度であることが重要です。

　静かで落ち着ける場所で、余裕をもって車座になれる部屋が必要です。

　グループの規模は、一般的な健常高齢者の場合、10人程度までとします。認知症患者やサポートが必要な参加者がいる場合は5〜6人までが適当でしょう。

　参加希望者が多くなった場合は、個人レベルでの支援を必要とする人にしっかり目が届くよう、複数の小さなグループに分けて実施することが求められるかもしれません。

開かれた質問

　進行役のワーカーは、回想を引き出すために、適宜、参加者に問いかけます。そのとき気をつけたいのは質問の形式です。質問の形式は以下の3つに分けることができます。

> ❶ **閉じられた質問 closed question**
> 　例）学校は好きでしたか？
> 　「はい」か「いいえ」で答えられる質問です。
>
> ❷ **開かれた質問 open question**
> 　例）学校では何が好きでしたか？
> 　「はい」か「いいえ」の答えを求めない質問です。答えの「何」は回答者の自由に委ねられています。
>
> ❸ **誘導的な質問 leading question**
> 　例）学校はとても楽しかったですよね？
> 　質問の形を借りて、相手に同意を求めているのです。

　回想法では一般的に❷の質問形式が用いられます。参加者から自発的に話

されることを重視するからです。相手にプレッシャーをかけないことが大切です。言いたくなければ言わなくても結構ですということもはっきりと伝えましょう。答え方に制限をかけない**開かれた質問**によって、いろいろな答えを聞くことができるでしょう。それに耳を傾け、その人個人のことを深く知ることが大事です。

　❶と❸は答える側の自由度に制限をかける質問形式です。**閉じられた質問**は、話された内容を確認する必要があったり、データとして残す記録を訂正したりする場合には使えます。しかし、参加者がもう少し踏み込んだ内容を伝えたいと思うようなときには、せっかくの話を妨げてしまうことになりかねません。**誘導的な質問**も、その人が本当はどのように考えたり感じたりしているのかを知るためには有効ではありません。ただし、認知症の高齢者などに対しては、そのほうが答えやすいので、話しやすくするために使うこともあります。

言葉に出さない感情表現

　参加者がどのように感じているのかは、言葉にならない仕草、表情などからも見て取れるでしょう。参加者がどのようなときに盛り上がるか、好みの傾向など、その時々のサインを読み取ることも大切です。

　感情は言葉に出さなくても、あるいは本人には意識されていなくても、身体的な表現があるものです。こちらはそれを「察する」のです。言葉にして確かめる（そのためには閉じられた質問を発することになるでしょう）必要はありません。参加者の好き嫌いや興味の傾向を察知して、心にとめておくことが、将来のセッションでやってみたいことを話し合う際、よい意見を出してもらうことに役立ちます。

　こうした**非言語的コミュニケーション**は相互的なものですから、回想ワーカーの感情も、話し方や表情、体の動きなどから参加者に読み取られているわけです。プレッシャーをかけずに和やかで楽しい会にするために、回想ワーカーはグループリーダーの心得とある程度の経験が必要とされます。

> **回想ワーカーの心得 ❷**
>
> ◆ 参加者の全員の声を聞き取る
> ◆ 問いかけは「開かれた質問」の形で行なう…答えを強要しない
> ◆ 仕草やグループの雰囲気など、非言語的なサインを読み取る
> ◆ グループリーダーの経験を積む

3. 心からの興味

　回想ワーカーは、話されている思い出に対して、心の底から興味をもって耳を傾けなければなりません。そのように真剣に聞き、大切に受け止めていることを示すこと（参加者に伝わること）が大切です。具体的に話される思い出は特別な"贈り物"なのです。それに大きな価値を見いだしていること、分かち合えることはグループの喜びとなっていることを、話し手に返していきましょう。とくに、セッションのまとめの場面では**前向きな感想**を伝えることを忘れないようにしましょう。

　回想ワーカーは、参加者1人ひとりと、それぞれの思い出の1つひとつを大切にします。また、ワーカー自身が参加者とともに楽しめていること、そして思い出を聞かせてもらうことが学びとなっていることへの感謝の気持ちを表わしましょう。

　回想ワーカーと参加者の関係は、何かを「してあげる」のではなく、いっしょに何かをしていくという相互的な関係です。

　こうした回想ワーカーの態度や、評価のフィードバックによって、参加者は自分がアクティビティの進行に貢献できていると認識することができます。グループ活動をすすめていく上では、そのことがとても重要です。

　回想ワーカーには、ただ聞き流すことが多い日常会話とは違う力量や態度が求められます。

> **回想ワーカーの心得 ❸**
>
> ◆ 心からの興味をもって耳を傾ける…聞き流さない
> ◆ 前向きな感想を伝える
> ◆ 自分も一緒に楽しみ、学びを得ていることへの感謝の気持ちを表わす

4. 選択の尊重

　アクティビティのセッションを開始して間もない頃は、私的な思い出話を他人と分かち合うことに不安を感じる参加者もいるでしょう。これはあたりまえのことです。オープニングは活動のすすめ方を信頼して安心して参加してもらうために重要な場面ですから、「話さなければならない」というプレッシャーなどまったくないことを改めて伝えましょう。

　回想ワーカーは参加者と一緒になり、参加者の関心や興味をもとに回想のテーマや活動を探すことになります。そのプロセスの要所要所で、活動のすすめ方や思い出を分かち合うための方法などについて、参加者に選択の機会が訪れます。その際、回想ワーカーは参加者全員の声を聞き「みんなで決めた選択」になるようにサポートします。

　まとまらないようなら、いくつかの**選択肢**を提示する助け船を出してもいいでしょう。重要なことは、回想アクティビティでは参加者の選択が常に尊重されるということです。

　意見を分けて、多数決で決めるのも良い方法とは言えません。一部の参加者に不満が残る可能性があるからです。

> **回想ワーカーの心得 ❹**
>
> ◆ 参加者の選択を尊重する
> ◆ 参加者自身が意思決定できるようにサポートする
> ◆ 多数決はとらない

5. 忠実性と秘密保持

　忠実性（fidelity）とは、アクティビティの記録において事実を曲げない姿勢のことであり、グループで分かち合われた経験を嘘偽りなく、事実に忠実に表現することを意味します。

　秘密保持とは、参加者の個人情報について、グループメンバー内で共有されるのは本人がそれを許した内容のみであるということを意味します。

　これらの規律を守ることは回想ワーカーの義務であり、守られることは参加者の権利です。前項の選択の尊重と同じように重要です。

　事実に忠実であるためには、話される内容をしっかり聞き、理解しなくてはなりません。すぐれたコミュニケーション能力、心からの興味、また、それを邪魔されない環境は、その前提としても必要とされることです。

　回想ワーカーは、自分の勘違いに気づいたり、はっきりしない点が出てきたりした時には、参加者に「そこはどういうことでしたか？」と率直に尋ねましょう。ごまかしのない誠実な態度こそ、話されている内容を大切にしていることの証明になります。

　もし、アクティビティの内容が複製可能な記録物の形で長く残される場合には、この忠実性と秘密保持に関して更なる責任と義務が生じてきます。一般の人の目に触れる場合には、記録されることと、内容の公開と使用に関して書面での**承諾書**が必要になります。

　話されたことが文字に書き写される段階で、変更、省略、要約されることで、その話の意味やニュアンスが変わってしまうことがあります。録音どお

り文字に起こせばいいかと言えば、そうとも限りません。その場にいなかった人には、かえって意味不明なものとなってしまうことが多いものです。元の話を「忠実に再現する」ことは、そう簡単なことではないのです。重要なのは回想ワーカーの理解度です。細かいところまで正確に追求していくことで、理解はいっそう深まります。

　その作業はワーカーだけで完結させてはなりません。当事者である参加者との共同作業ですすめる必要があります。話された内容の記録は、話した本人の**校正**を受けなければいけません。この思い出の持ち主こそが記録内容の決定権をもつ人なのです。忠実な記録が完成すれば、参加者は自分たちが軽々しく扱われなかったと感じ、アクティビティに貢献できたことを実感し、うれしく思うことでしょう。

回想ワーカーの心得 ❺

- ◆ 個人情報は、本人が許可した内容以外、漏らしてはならない
- ◆ わからないことが出てきたら、参加者に率直に尋ねる…自分の勘違いをごまかしたりしない
- ◆ 話された内容の記録は、話した本人の校正を受ける

---

6. 信頼関係の確立

　回想アクティビティに参加することは、ちょっとした賭けをするようなものです。参加者は、ある意味、自分をさらけ出すことにもなります。アクティビティが興味深く展開し、楽しく創造的な課題がすすめられていくなかではじめて、参加の決断は正しかったことを知るのです。

　活動が実際に始まる前までに、できるだけ不安を取り除いて、回想ワーカーとの間に信頼関係が築かれなければいけません。参加者の中には、自分の話など誰も面白いと思ってくれないのではないかと自信のもてない人もいる

でしょう。そんなことはありません。どんな人生であったとしても、面白くない話なんて1つもないということを、正直な気持ちとして伝えましょう。揺るぎのない安心感を参加者に与えていくことは、回想ワーカーの責任です。

　回想ワーカーはグループ活動の規律を保ち、参加者との約束を反故にしたりしないという点でも、信用を失うことのないようにしましょう。すすめ方について、唐突な変更があってはなりません。まとめの段階では、参加者と一緒に次回のセッションを計画するようにしましょう。

> **回想ワーカーの心得　❻**
>
> ◆ 人生の思い出は、どんな話でも興味深いことを伝える…参加者の不安を取り除く
> ◆ 参加者との約束は必ず守る

7. 辛い感情を伴う思い出に対して

　回想アクティビティは前向きで楽しいものでなければならないということを、ここまで強調して述べてきました。しかし、場合によっては、辛く、いたたまれない感情を引き出してしまうこともあります。その事実を否定すべきではありません。もっとも重要なことは、どの思い出を人と分かち合い、どの思い出は自分の胸の中だけにしまっておくのか、あるいは誰とならば分け合っていいのかという選択は、本人に委ねられているということです。

　参加者がそっと胸の中にしまっておきたいと思うような思い出はそのままにしておきましょう。打ち明け話を迫るようなプレッシャーを与えてはいけません。

　参加者が辛い思い出を話そうと決めた時には、回想ワーカーはその決意に敬意を払い、辛い思いを傾聴し、共感しながらサポートしていきましょう。

　人生には困難な状況が付きものです。後悔は誰もがもつ人生経験の一部で

す。それを、暗い話になるからという理由で抑圧すべきでしょうか？　そうではないと思います。辛い思いは、理解者を得て、サポートしてくれる人々と分け合うことができれば、安らぐことができ、癒やされるのではないでしょうか。そのとき、グループには前向きな明るさが生まれるはずです。

　ある方は、自分なりにやっとけじめをつけることができ、この機会だから話せると言って、辛い思い出を話されました。この辛い思い出も自分を形づくっている一部だととらえて、「この経験を他の人に役に立ててもらいたい」とおっしゃっていました。参加者全員がその思いを尊重して傾聴しました。とても意義深い回想でした。

　不況の時代に失業して困難な時期を過ごしたことや、戦時中や戦後の心の傷となった経験についての話もあるでしょう。こうした時代背景と深く関わる話の場合、内容をしっかり記録に残していく方向で合意が得られることもあります。その時は別に時間をとり、回想ワーカーはインタビュアーとなり、歴史の証言を記録に残す役割を果たしましょう。（☞第4章-5のコラム「個人インタビュー」）

回想ワーカーの心得 ❼

◆ 打ち明け話を迫るようなプレッシャーを与えない
◆ 参加者が辛い思い出を話そうと決めたときには、その決意に敬意を表わす

---

8. 決めつけない

　自分とは異なった視点を学ぶということは、人間としての幅を広げ、自分とは違う人生観に寛容になり、他者を尊重する人格を養います。参加者同士で意見が合わない場合もあるでしょう。しかし、まずは、そういうこともあるのだと受け止めましょう。そうであっても、わだかまりを生じさせないグ

ループを作っていくことが大事なのです。

　回想ワーカーは、すべての回想に価値を認めること、すなわち個々の人生にはそれぞれかけがえのない価値があるという信念を揺るがせてはなりません。聞き慣れない経験を特別視したり、よく聞かれる思い出話を聞き流したりする態度に陥らないよう、くれぐれも気をつけてください。

　何事も決めつけないこと、参加者を平等に尊重することで、グループのコミュニケーションは広がりを見せるでしょう。

回想ワーカーの心得　❽

◆　すべての回想に価値を認める…参加者を平等に尊重する
◆　珍しい経験を特別視したり、よく聞かれる思い出話を聞き流したりしない

---

9. 暖かさとユーモア

　冷たくあしらうことなく、近づきやすい、前向きな人たちが醸し出す空気というものがあります。言葉で表現するのはむずかしいものなのですが、それが目の前に現われた時はすぐにわかります。そこにいる人は安心してリラックスでき、自然と笑顔が浮かんでいます。回想ワーカーは、アクティビティがそのような「暖かさ」の中ですすめられることをめざします。

　回想アクティビティの中で感じられる暖かさは、人生の不条理にユーモアで対処していくことで生まれるように思います。たとえば、辛い思い出も、実は辛いだけではなく笑ってしまうような側面があったことに気づいて、笑顔が生まれます。回想ワーカーは、こうしたユーモアの感覚をどんどん活用していってほしいものです。

　創造性を刺激する活動も、一緒に作業をすることを楽しんでもらうことが大事です。作業が負担になってしまわないように気をつけましょう。

また、回想ワーカーが参加者と同じ"庶民的な感覚"をもっていることも、暖かさの重要な要素です。そんなワーカーなら、アクティビティへの導入期に自分のことを話題に出すことが、よい誘い水になるでしょう。

> **回想ワーカーの心得 ❾**
>
> ◆ ユーモアの感覚を活かす…辛い思い出の中にも笑ってしまうような側面があったことに気づけば、笑顔が生まれる
> ◆ 創造的な活動に発展させる場合、作業が負担にならないように気をつける
> ◆ 参加者と同じ"庶民的な感覚"をもつ

10. 回想を促すはたらきかけ

　思い出は、人間のもつさまざまな感覚をとおして引き出されます。絵や写真だけでなく、音、手触り、味や風味、香り、動作などの刺激も有効です。視覚、聴覚、触覚、味覚、嗅覚、動作に伴う筋肉の感覚が思い出を引き出すきっかけ（回想トリガー）となります。ワーカーは、言葉によるはたらきかけだけに頼るのでなく、参加者の感覚に直接はたらきかけることの重要性を理解していなければなりません。

アクティビティへの導入に有効な刺激

　動作という要素は置き去りにされがちですが、刺激としてはとても有効です。仕事に伴う動き、ダンス、礼拝の場面などの体の動きを改めてなぞってみることで思い出が呼び起こされるがよくあります。参加者が回想に慣れておらず、どのような思い出を話せばいいのか迷っているような時には、言葉より、そのような動きから入るといいでしょう。

　グループの雰囲気に慣れ、話すテーマが決まっている時は、**適度な会話**が

よい刺激になります。

　能力や長所、嗜好や経験は人それぞれなので、回想トリガーとして効果的な感覚も人によって異なります。その人に効果的な感覚を複数刺激する方法を工夫しましょう。言葉だけに頼ってはいけません。また、トリガーをただ見てもらうだけでなく、参加者に手に触れてもらい、道具であれば実際に使ってもらいましょう。「回想を促すものがテーブルの上に置いてあります」と話すだけでは駄目なのです。

　トリガーを提示するのは、参加者の記憶を何かしら呼び起こしてもらうためです。正しい「答え」を1つ見つけるためではありません。間違った答えなどということも決してありません。思い出は人それぞれであるからこそ興味深いのです。

回想トリガーの収集

　回想ワーカーが必ず行なわなければならない作業に、**回想トリガーのリスト**を作成することがあります。

　自分1人でもできる課題ですが、仲間（少人数の同僚、友人）と一緒に行なえば、多様な意見を聞くことができ、効率も上がるでしょう。6つの感覚（☞第6章-11）を意識してさまざまなトリガーを具体的にあげていきましょう。たとえば、

❶ 視覚を使う
　　絵はがき、雑誌、色…
❷ 聴覚を使う
　　蒸気機関車の音、鐘、音楽…
❸ 触覚を使う
　　布、木の玩具、砂、粘土…
❹ 味覚を使う
　　駄菓子、チョコレート、キャラメル…
❺ 嗅覚を使う
　　花、化粧品、カレー…
❻ 動作を使う

アイロンかけ、手遊び、フォークダンス…

アクティビティのセッションをすすめるうちに出てくるアイデアをリストにどんどん追加していきましょう。その場合、たとえば、音楽というだけでは内容の幅が広すぎるので、細かなポイントに分けてリストを作るとよいでしょう。「学生時代の音楽」「両親や祖父母が聴いていた音楽」「ラジオから流れていた音楽」「初めて買ったレコード」などというように。

トリガーとして有効なものの多くは、ありきたりのもの、ふだんの生活の中であたりまえに使われていた（あるいは、昔と変わらずに今でも使われている）ものです。それらは、がらくた市、フリーマーケットなどで見つければ、安く手に入れることができるでしょう。

回想トリガーの収集には地元の博物館や図書館が役に立ちます。回想法の趣旨とアクティビティのねらいを説明して、職員（学芸員や司書）の方々に協力してもらいましょう。

回想ワーカーの心得 ❿

- ◆ 回想を促すには、言葉だけに頼らず、複数の感覚を刺激する方法を考える
- ◆ 回想トリガーのリストを作成する
- ◆ 回想トリガーの収集に努める
- ◆ 地域の博物館や図書館などとの協力関係を育てる

---

11. テーマの選択と絞り込み

テーマの選択

回想法への導入のセッションは別にして、回想アクティビティはあるテーマの下に行なうのが普通です。そこで回想ワーカーが第1に考えることは、

次の条件を満たすアクティビティを探すことです。

> ❶ 参加者が楽しめること。興味をもって取り組めること
> ❷ 参加者全員が取り組める課題であること
> ❸ プロジェクトおよび各セッションのオープニング（開始〜導入）、中盤（発展）、まとめ（終了）といった進行の段階に適したものであること

　一言でいうなら、参加者の特徴に合ったアクティビティをタイミングよく取り入れるということになります。そのためには、常に参加者がどんなことに興味を示しているのか、見のがさないことが重要です。参加者が乗り気になっているかどうかを見極めなければなりません。そして、何かを決める場面では必ず、参加者の意向を確かめるようにしましょう。テーマも、グループの全員が参加して決めていくプロセスが重要です。

　ワーカーのなかには、特定のアクティビティ、回想トリガーへの特別な思い入れがあるあまり、その気持ちを参加者も同じようにもってくれるに違いないと思い込み、そこに執着してしまう人がいます。それではパーソン・センタード・アプローチにはなりません。活動はそこに参加する人が決めていくものであるということを忘れないでください。

テーマの絞り込み

　回想の題材は人の生活に密着したものが選ばれます。世代や文化背景が異なった人々にも、総じて興味をもってもらえるテーマがいくつかあります。たとえば、食べものや飲みもの、家族、仕事、趣味、娯楽、旅行、地域特有の行事、流行、ファッション、健康、教育、有名人などです。

　セッションをすすめるなかで、グループ全体の関心が高いテーマが見えてくるでしょう。そこからさらにテーマを絞り込んでいくことで、詳細な話が引き出されて、グループの会話が弾むことが期待できます。

　一般に人気があるのは、家庭料理、お手伝い、子供の頃の外遊び、ゲーム、お祭り、縁日、小学生の夏休み、学生時代、就職、恋愛、結婚、故郷自慢、流行歌などです。

セッションを追うごとにテーマが絞り込まれ、グループで取り組む課題が具体化されていくのが理想です。タイミングを見はからって、テーマの絞り込みを促しましょう。

話題転換

参加者の選択を否定しないと言っても、もし、トピックが限定され過ぎていると気づいたなら、話題の幅を広げる必要があります。特定の話題に偏ると、誰かに疎外感を感じさせてしまうということが起こりかねません。それを察知したら、軌道修正を図ります。

また、一部の人の話に押されてしまうことにも注意が必要です。いくら面白い話が聞かれたとしても、それ以外の参加者の回想の可能性が閉じられてしまってはいけません。話題の転換を図るのも回想ワーカーの役割です。「その話の続きは別の機会に改めて聞かせてください」というように、穏やかな口調で制するといいでしょう。

回想ワーカーの心得 ⓫

- ◆ 何事も全員で決めていくプロセスを大切にする
- ◆ グループの様子を見極めて、さらに話が盛り上がるようテーマに絞り込む
- ◆ 一部の人の話に押されていると感じたら話題転換を図る…参加者全員が話に加われているか、常に気を配る

---

12. 想像力と創造力

回想アクティビティに参加される人々は、おそらく何かやってみたいと考える人たちなのではないでしょうか。自分なりの興味をもって参加し、特技を活かしたいとか、こんなことをやってみたいとか、自分なりのアイデアを

もっている人も多いように思います。

　アクティビティをすすめていくなかで、思い出の内容によっては創造的な表現活動へと自然に流れる場合があります。グループが活気づき、全員でその成果を分かち合うことができるのは素晴らしいことです。しかし、どのようにすすめていけばいいのかが考えられていないと、適切な選択ができず、結局立ち往生してしまいます。回想ワーカーは、そのグループメンバーに無理を生じさせない活動であるよう気を配る必要があります。

　想像力と創造力は、音楽、身体動作、文学、演劇、美術などの芸術的な能力に関係してきます。それらの作品にはどのような種類があるかを知り、グループの共同作品として取り組むのに適当なものを選ぶことが重要です。回想ワーカーは提案できるメニュー（☞Ⅱ部）を準備し、その中から、グループに自分たちがやりたいこと、かつ、自分たちにもできそうなことを選択してもらうという流れですすめるのが現実的です。

　焦点があてられるべきところは、参加者の中に見いだされた能力や興味であって、ワーカーの能力や興味ではありません。回想ワーカーが芸術的センスにすぐれ、知識や経験をもっていることは、活動をすすめる上で有用であることは確かですが、運営する側が参加者の能力や技術を無視して活動を押しつけたり、作業を乗っ取ることになっては何にもなりません。

　創造的な活動に取り組むには、それ相応の力量が必要です。グループのまとまりがいいという条件の下に行なうべきです。

回想ワーカーの心得　⓬

◆　グループの共同作品づくりとして取り組める活動のメニューを用意する
◆　すべての参加者に無理が生じないように気を配る

13. コ・ワーカー

あなたが施設の職員であるとすると、回想グループを準備、運営するにはさまざまな課題が出てきます。それらを細かくみていく前に、まず、あなたにとって絶対に必要なことがあります。それは、協力者としての同僚を確保することです。

回想アクティビティに対して、あなたと同じような考え方と情熱をもち、グループの可能性を引き出していくというあなたの役割をサポートできる人が、少なくとも1人は必要です。可能なら2人いることが望ましいでしょう。

単なる人手ということでなく、活動全般にわたる協力者になってもらうのです。そのサポートが得られることで、会の進行責任者であるあなたは、グループの細かなところまで目を配ることができるようになります。

グループ活動として行なわれる回想アクティビティでは、そのような共同作業が絶対に必要です。本書では、協力者となる同僚を**コ・ワーカー**（Co-Worker）と呼ぶことにします。

14. ミーティング

プロジェクトの開始前、回想ワーカーとコ・ワーカーは話し合いをもち、回想の意義を再確認し、今回のプロジェクトに臨む意思の一致を図ります。それから、参加者1人ひとりについて、情報を共有し、到達目標ををリストアップします。

プロジェクトが始まってからも、セッションの前後には必ずミーティングの機会をもちます。

事前ミーティング

セッションの当日、会場となる部屋の環境整備後、参加者が集まってくる前にもミーティングをもち、以下にあげる必須事項と、今後のすすめ方を確認しましょう。

❶ この日のセッションの主要テーマとサブテーマ
❷ 回想トリガーの用意
❸ 道具や機器の使い方。故障していないか
❹ 予定しているアクティビティ
❺ 座席の並べ方と席順
ワーカーとコ・ワーカーは、サポートの必要が予想される参加者の隣に着席するようにします。

　このミーティングで大切なことは、すべての場面で、ワーカーとコ・ワーカーがそれぞれの役割と責任を明確に理解し、了解し合うことです。たとえば、あなたがアクティビティについて説明するのであれば、コ・ワーカーには参加者に目を配り、よく理解できているかどうかを観察し、理解の足りない人を助ける役割を担ってもらいます。

事後ミーティング

　セッションの終了後も、コ・ワーカーと評価のための話し合いを必ずもつようにしましょう。それをくり返すことで回想ワーカーとしてのスキルが磨かれます。それだけではありません。コ・ワーカーとの協力関係を強固なものにしていくには欠かせない機会です。

　グループ全体の評価と、個々の参加者の達成目標に照らして、セッションのプロセスを一緒に振り返ります。複数の目を介すことで、忠実性はより高まります。

　評価のポイントは次の4つです。

❶ 活動は計画通りにすすんだか
❷ 上手くいったことは何か
❸ 上手くいかなかった点はどこか
❹ どのように改善すればいいのか

　ここで話し合われる内容は、しっかりノートに書きとめておきましょう。このとき大切なのは、十把一絡げにまとめて全体的な印象を書くのではなく、

参加者が話した内容を個別に振り返ることです。

15. 記録の工夫

活動内容を記録することも大切です。要領よく記入できるように考えられた書式を用意して、セッションの終了後すぐに書くようにしましょう。

記録の工夫として、図の活用をおすすめします。たとえば、座席（誰と誰がとなり同士だったか）は必ず図にしておきましょう。下の図は、それに、参加者間の交流や意見交換の様子を線や記号で表わす工夫を加えたものです。これを見ると、AさんやDさんの発言が多く、Hさん、Bさんはあまり発言していなかったことがわかります。とくにHさんの参加度が気になります。次回のセッションでは、Hさんがグループから疎外されないように気を配る必要があるでしょう。

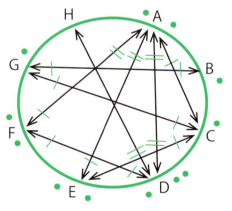

相互交流あり。━はその頻度を表わす（線の位置は発話者に近づけている）。

● は隣との交流

参加者間の交流図の例

16. 全体の振り返り

　プロジェクトの打ち上げ後に全体を振り返ることも重要です。改めて企画書を見てみましょう。活動の評価と同時に、企画書の評価を行なう機会でもあります。気づいたことは、次のプロジェクトの企画に活かされます。

17. スキルアップ

　ここまで、回想アクティビティのファシリテーター（進行役）となるワーカーの役割と心得について述べてきました。決してむずかしいことではなく、グループメンバーを人間として尊重する基本姿勢として理解していただけたと思います。しかし、頭でわかっていても、そのとおり実践できるわけではありません。スキルとして身につける必要があります。

　実践家としての実力は、何よりも経験をとおして養われるものですが、漫然と繰り返すのでなく、具体的なスキルの向上をめざしてください。それは、感性をみがき、より豊かにすることでもあります。感性を伴わないスキルはありません。もしあったとしても、そんな機械的なスキルはむしろ有害でしかないでしょう。

　未経験者がぶっつけ本番でワーカーを買って出るのは無謀です。何回かコ・ワーカーとしてセッションに参加してグループ活動の実際にふれることから始めましょう。また、仲間同士が集まって自分たち自身の回想アクティビティを行なってみることを推奨します。予行演習として、また、ワーカーのトレーニング手段としても重要です。スキルは意識してトレーニングすることができます。

　実例【8】は回想ワーカーのトレーニングとして考えられたアクティビティです。「聞く力」をつけることと、情報の要約と伝達について考えることを目的としています。仲間と一緒に行なってください。

実例【8】　　　　　　　　　　　　　　正確に聞き取る練習

名前について思うこと

すすめ方
1）2人1組となって、お互いに、自分の名前についての話をします。
＊姓でも名でも、結婚前の名前、あるいはあだ名でも、自分の名前に関することなら何でもかまいません。
＊名前の意味や由来、名付け親のこと、漢字の読みを違えられた時の感じ方など、思いつくままに5分程度話します。
2）1人が終わったら、話し手と聞き手を交替します。
3）グループの前で、相手の名前の話として聞き取ったことを発表します。
＊第三者に正確に伝えることを課題にして臨みます。ただし、それを皆に知られてもいいという本人の許可を得ておく必要があります。
4）発表内容について、話した本人から感想（評価）をもらいます。

評価と課題
1）むずかしいことはなかったか。どんな時にむずかしいと感じたか
2）本人の感想と評価を聞いて、話し手としてどう思ったか
3）相手による自分の話の伝えられ方を聞いて、本人としてどう思ったか
　・情報は正しく伝えられたか
　・ニュアンスは伝わったか
　・自分のことを他者が代弁していることについて、どのように感じたか
4）情報を正しく、要領よく伝えるには、どのような能力が必要か
　・必要なスキル
　・現在の自分を振り返り、何が必要とされているか
5）名前について話している時、どのような思い出が引き出されたか

　研修に参加するのもいいでしょう。回想法に特化していなくても、グループワークのスキルアップを目的とした研修であれば得ることが多いでしょう。参考までに、筆者（梅本）が回想ワーカーを対象として行なっている研修を簡単に紹介しておきます。

演習1　傾聴とは
- 話し手が何を聞いてもらいたいか、心からの興味をもって聞く
- 間違いなく聞き取ること、伝えることのむずかしさについて学ぶ

グループワーク1　3人1組になって互いに「ふるさと」を紹介する
- 聞き手、話し手、観察者の役割をつくる
- 聞き手は、話し手の話を傾聴する
- 観察者は、聞き手の行動について評価する
- 聞き手は、聞き取った内容が正しいかどうか、話し手に確認をとる

＊3人は役割交代して、全員が自分の「ふるさと」について語るようにします。

演習2　五感を使ったコミュニケーション
- ノンバーバルなコミュニケーションを学ぶ
- 参加者がお互いを知って、なかよくなる
- 参加者間の距離を縮める方法を学ぶ

グループワーク2　回想トリガーの活用
- 具体的なモノを使って、五感をはたらかせた回想を行なう
- 参加者1人ひとり全員がその結果を発表する
- まったく同じ回想はない、ということを知る

演習3　グループ内の相互交流
- グループを1つにまとめる（個人の回想内容をアクテビティにつなげ、グループをまとめていく）
- 相互交流を促す方法を学ぶ

グループワーク3　寸劇
- 4人1組になって、回想の1場面をとらえた寸劇を行なう
- グループの前で上演する

18. 編集——成果をまとめる

　プロジェクト終了後の継続的な活動になると思いますが、参加者の思い出を記録に残し、それを**1冊の本**にまとめることがあります（☞第2章-7）。

そのときに重要なのが**編集**です。もちろん、本の内容となる**原稿**を用意する必要があるのですが、集まった原稿をただ並べただけでは「本」にはなりません。読者のことを思い、内容が上手く伝わるようにさまざまな工夫を凝らすことが編集です。

たとえば、具体的な思い出の並べ方について考えると、時系列に沿うにしても、幼少期－少年期－青年期－壮年期と個人の年齢区分で考えるか、時代順に追って20世紀の社会史のように読んでもらおうと考えるかで異なります。思い出の内容を家庭、仕事、遊び、娯楽、健康、教育などテーマごとに分類してもいいでしょう。

本にまとめることを計画する場合、最初に必要なのは、この編集のための話し合いです。本の目的、大きさ（原稿の分量）、重要な項目（キーワード）などを決めて、本になったときのおおよそのイメージを描きます。それに合わせて必要な原稿をそろえるという順序です。作文のアクティビティが行なわれていれば、それを収録するのは当然のことですが、題名を付け、見出しを入れたり、絵や写真を添えたりする場合は効果的な配置を考える必要があります。

原稿をパソコンに入力してWORDで編集してプリントアウトしたものをホチキスで留め、表紙を付けるだけなら、自分たちの手だけで完成させられるでしょう。参加者の人数分プラスアルファの少部数の冊子であれば、その方法が現実的です。本格的な本づくりとなると、印刷、製本に要する手間も費用も大変なことになります。

第**4**章

アクティビティの展開
セッションの開始から終了まで

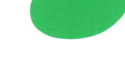

1. 回想グループに「理想の姿」はありません

安心して話せる雰囲気

　回想を取り入れた活動で重要なのは、楽しい思い出を探すことです。参加者が思い出を口にするとき、心の中にわだかまりを感じていないかどうか、それとなく気を配りましょう。題材によっては寂しい思い出であったり、思い出したくない気持ちになったりすることもあるでしょう。それを察したら、無理に話すことを求めていけません。

　回想アクティビティは、本人が話したいと思うことを話してもらう場なのです。それを参加者全員に理解してもらいましょう。**安心して話せる雰囲気**かどうかが、セッションの運営においてはもっとも大切な留意点です。

　安心してグループを信頼できれば、辛い気持ちを伴う思い出であっても、聞いてもらいたいと思う人が出てくる可能性があります。その人の人生にとって大きな意味のある思い出であるからに違いありません。そのときはもちろん真剣に耳を傾け、話してもらえたことに感謝します。本人の気持ちが尊重された結果は、決して暗いものにはならないでしょう（☞第3章-7）。

回想グループの多様性

　回想グループに「理想の姿」はありません。人が違えば同じグループにはならないし、同じである必要もないのです。メンバーの意向だけでなく、グループの成熟度によっても、どのようなテーマに絞り込むのか、どのようなアクティビティを行なうのか、活動の実際は変わってきます。

- ◆ **社交**を楽しみたいグループ
- ◆ 社会史に関心を寄せて、思い出の内容について**話し合いたい**と考えるグループ
- ◆ 健康的な**身体の運動**を希望するグループ
- ◆ 料理、手芸、ちょっとした工作などの**手作業**に取り組むグループ
- ◆ 創作的な活動を志向して、**芸術的な作品づくり**をめざすグループ

など、さまざまです。それらのグループに優劣はありません。そのグループにふさわしい回想アクティビティを見つけだしましょう。

予想を超えた展開

　グループの一体感が高まると、活動は予想を超えた展開を見せることがあります。回想ワーカーは計画に縛られない柔軟な対応でそれをサポートしましょう（☞第2章-6）。

　もちろん、事前ミーティングで計画を確認することは重要ですし、アクティビティが予想どおりすすむセッションではつまらないなどと言うのではありません。面白さを追求した計画が予想どおり楽しんでもらえたなら本望です。注意したいのは、セッションの運営が画一的になってはいけないということです。

　回想アクティビティでは「違い」を尊重します。計画は同じでも「同じ」活動などないのです。参加者1人ひとりが違うだけでなく、同じ人でもその時その時で違って当然です。

　ユニークな活動こそが回想プロジェクトの意義なのです。回想アクティビティのすばらしさは、2つとして同じもののない経験が形成されることです。

2. 第1回のセッション

　あなたがワーカーとして初めてセッションに臨もうとしている人だとしたら、アクティビティへの導入以前に、参加者が初めて顔をそろえる初回のセッションをどのように始めたらいいかということが最初のハードルになっているかもしれません。
　第1回のもっとも自然なすすめ方を示します。

挨拶と自己紹介
　招待状を届けた際に参加者1人ひとりへの挨拶は済ませていても、回想グループとして集まった全員に改めて挨拶します。回想グループは特別な社交の場です。参加者は、人が集まって思い出を分かち合うという趣旨に全員が賛同してくれているのです。そう思えば、素直に感謝と歓迎の気持ちがわいてくるでしょう。
　歓迎の挨拶に続けて、まずワーカー自身が自己紹介します。それから参加者全員に挨拶と自己紹介をしてもらいます。それが一巡すれば、グループ意識が生まれ、活動のスタートラインに立った気持ちになるでしょう。

回想の例として、ワーカー自身の思い出を話す
　回想アクティビティについてのオリエンテーションは、説明に長い時間を取るよりも、例として、ワーカーがトリガーを手にとって自分の思い出を話してみることをおすすめします。グループに自分のことを知ってもらうことにもなり、ラポール（親密な信頼関係）を形成する助けになるでしょう。

オープニング・アクティビティ
　こちらが準備した題材やテーマが参加者の興味をひかずに、しらけさせてしまったら、回想アクティビティはそこでつまずいてしまいます。最初は、回想への誘いに主眼を置いて、全員が無理なく参加できる簡単なアクティビティをまず一度体験してもらうことから始めましょう（☞第2章-4-1）。みんなで楽しめていれば、幸先のいいスタートが切れたということです。

3. 第2回以降のセッション

セッションの開始前

参加者がセッション会場に全員そろって現われることはないでしょう。早く来てくれた人をただ待たせているのでは申し訳ありません。

1）前奏曲

会場にBGMを流して迎えましょう。参加者が入場してくるたびに挨拶の声をかけ、席に誘導します。シーンと静まりかえった部屋よりも、音楽が流れている中でのほうが、参加者同士、セッションが始まるまで気軽な会話を交わすことができるでしょう。開始前のリラックスした雰囲気はそのままスムーズなオープニングにつながります。

もちろん、ここで流す曲も参加者に親しまれて懐かしく思われるものを選びます。いわば、アクティビティの本番前の前奏曲なのです。

2）設 営

早く到着した参加者には、セッション会場の設営の様子を見てもらう、あるいは、一緒に手伝ってもらうといいでしょう。写真、本、オブジェ、歌集、音楽CD、楽器など、メインの活動で使われる予定のものを見て、思い出が刺激され、活動への興味がかき立てられるかもしれません。本番前にそうなっては困るということはありません。もちろん、ゲームやクイズの答として用意した物は別で、事前には目に触れないように気をつけます。

会場の設営からワーカーと参加者が協力する関係ができていれば、セッションの運営もスムーズにいき、活動のより自由な展開が期待できます。

オープニング・プログラム

第2回以降のセッションも、ワーカーはスムーズな入り方に気をつかいます。参加者がセッションにまだ慣れていない初期であれば、予定しているメインの活動の前に、ちょっとしたオープニング・プログラムを用意するといいでしょう。車を走らせるとき、エンジンを全開する前に、ならし運転をするようなものです。以下は、その具体例です。

1）いつも同じ始め方

　毎回のセッションを、いつも同じように始めたいと考えるグループもあります。開始の儀式のようなものです。回を重ねるなかで、自然とある形が決まっていくこともあります。

　よくみられるのは、写真を見る、音楽を聴く、簡単なゲーム、リラクセーション、体操などです。これ自体は回想アクティビティである必要はありません。全員が参加できるものであれば何でもかまいません。

　回想プロジェクトの序盤ではちょっとした緊張がつきまとうものですが、こうした始め方は緊張をほぐしてくれる効果が期待できます。

> **オープニングの歌**
>
> 　グループみんなが知っているお気に入りの歌が見つかったら、それをオープニングの歌に決めるといいでしょう。回想グループは新しいタイプの特別なコミュニティです。一緒に歌をうたうことはグループ意識を高め、セッションに向けて良い雰囲気をつくりだしてくれます。手拍子や楽器の伴奏、またアクションを加えることもできます。元気を引き出すオープニングになることでしょう。

2）手短かなアクティビティ

　セッションの「メインコース」の前に、「ちょっとした前菜」として手短かなアクティビティを行ないます。アクティビティに慣れるまではオープニングとしてよく用いられます。

オープニングの話題

　上で述べた以外にも、毎回のセッションのオープニングとして、以下のような話題を取り上げるといいでしょう。

1）今日は何の日

　セッションの当日が、歴史的もしくは文化的に意味のある記念日にあたるかもしれません。また、これまでのセッションで話題に出た人の誕生日かもしれません。そのような特別な日のオープニングには、それと関係した思い

出を参加者と話し合う時間を設けましょう。

2）前回セッションでの質問や持ち越された問題

　前回のセッションで参加者からの質問に答えられなかったことや、懸案事項についてわかったことを伝えます。そのためには、ワーカーは調べる努力をしていなければなりません。

3）欠席している友人

　欠席者がいて全員がそろわない時は、その人がいないことに気づき、残念な思いを表明します。病欠であればみんなで1日も早い回復を祈ります。

　考えたくないことですが、プロジェクトの間に参加者が亡くなるということもあり得ます。そのような場合には、セッションの最初に、故人の思い出を語り合う時間を設けましょう。

メイン・アクティビティ

　その日のメインの活動に移る際、ワーカーは、これまでの経過と、今はどんなテーマで回想を深めているかを手短に説明し、参加者の意思統一を図ります。

　回数が重なり、参加者が慣れて活動が盛り上がってきた段階では、こうした部分に時間をかける必要はありません。アクティビティの時間を少しでも多くとりましょう。参加者もそれを望んでいるはずです。

　本書のⅡ部でアクティビティのさまざまなアイデアをメニューとして紹介していますが、決まり切ったやり方を求めているのではありません。参加者の希望と創意工夫を活かして、グループ独自の活動を追求しましょう。

4. 話し合い　アクティビティの進行-1

　グループ活動として展開される回想アクティビティにおいてもっとも大切なことは、メンバーの思い出を全員で分かち合うということです。それには話し合いが不可欠です。また、どんなアクティビティも話し合い抜きにすすむことはありません。

話し合いでは、全員に話す機会を与えること、どんな意見も否定しないこと、何かを決める場合は**全員一致**ですすめることが重要です。

　たとえば、テーマを決める局面を考えてみましょう。活動への動機づけを高め、グループが結集してさらに楽しく活動をすすめるためには、参加者全員が興味をもって、積極的に「やってみよう」と思えるテーマを決める必要があります。知的な関心、好み、社交性など、参加者の特徴や興味によって、テーマも、追求の仕方（アクティビティのメニュー）もさまざまに考えられます。何を決めるのも自由ですが、ただ1つ条件があります。十分に話し合われて全員が合意しているということです。

　合意に至るプロセス自体が重要なアクティビティなのです。

5. 回想の引き出し方　アクティビティの進行-2

　回想アクティビティは参加者の回想とともに展開します。そのためには、思い出したことを本人に話してもらう必要があります。話しを聞いてもらえる機会が、すべての参加者に平等に与えられることが重要です。

1人ひとり全員に尋ねる

　最初は、ワーカーがグループにシンプルで明確な質問を投げかけて、1人ひとり順番に手短かな答えを求めるのが、もっとも普通に行なわれている方法です。全員に話してもらうので、誰かを疎外する心配はありません。

　たとえば、お祭りをテーマとして取り上げるのであれば「あなたのお気に入りのお祭りは何ですか？」（☞第3章-2、開かれた質問）と尋ねて、参加者に1人ずつ答えてもらいます。そのお祭りについての簡単な説明もお願いします。

　答える人の順番は重要ではありませんが、ワーカーが最初に指名する人や、回る順番がいつも同じになってしまうのはよくありません。参加者にコントロールされている感じを与えるかもしれないからです。グループを堅苦しさから解放するには、**ワーカーの思いつきの自由さ**を感じてもらうほうがいいのです。

2人1組になって

　参加者に2人1組に分かれてもらいます。参加者が8人なら4組のペアができます。1人が話し手となり、もう1人が聞き手となります。1人が話し終わったら、話し手と聞き手を交代します。

　この方法だと、どのような思い出を話したらいいのか考えることができ、全員の前で話すよりもプレッシャーが少なく、詳しい話が聞けるように思います。その後、もし参加者に異存がなければ、2人の間で話されたことを発表してもらい、グループ全体で分かち合うようにすすめます。

　この方法を採用するときは、ペアを組んだ人は、お互いに個人情報の秘密保持を尊重しなければならないことをしっかりと理解してもらう必要があります。ペアの間で話されたことを、許可なく他の人に口外することは、決してしないということです。グループメンバーであっても、分かち合うことができるのは、当人が承諾したことだけです。

グループを2つに分けて

　例外的に参加者が多くなってしまった場合（10人以上）には、グループを2つの少人数グループに分けてすすめるといいでしょう。グループが大きいと、発言の順番がなかなか回ってこなくて、参加意識が高まらなかったり、疎外感を抱いたりする人が出てくる恐れがあるからです。

　2つのグループは、同じアクティビティを同時に始め、同時に終了します。また、セッションの途中で何度か元の大きなグループへと戻ったりします。

　2つのグループを1人のワーカーでみることはできません。コ・ワーカーの存在が不可欠です。コ・ワーカーはどのセッションでも必要ですが、とりわけこの場合はそれが明らかです。

ワーカーと1対1で

　コミュニケーションが困難な人が参加しているグループで用いる方法です。グループでの話し合いはうまくすすめることができなくても、セッションに参加していることを楽しんでくれているなら、彼らも立派なグループメンバーです。言葉での思考や意思表示がむずかしいだけで、心の底では自分のことを話したい、表現したいと感じているはずです。そうしたメンバーを排除

しないでセッションを続けることは可能ですし、その結果、より意義深い回想アクティビティが実現するかもしれません。

　ワーカーあるいはコ・ワーカーは、そうした参加者を見つけたら、その人と1対1で向き合って「対話」する時間を設けるようにします。

　その間、他の参加者たちが放っておかれてはいけません。興味をつなぐ簡単なアクティビティを準備して、有意義な時間を過ごしてもらうようにしましょう。たとえば、音楽を流したり、絵や写真を鑑賞してもらったりします。単純な作業を伴うアクティビティを行なうことも可能です。その場合はコ・ワーカーがそこに入り、ワーカーは1対1の対話にあたるという役割分担をするのがいいでしょう。

インタビュー

　関係する思い出がたくさん出てきそうなテーマなら、インタビューという方法がとられることもあります。ワーカーが聞き手となり、あらかじめ語ってもらうポイントを明らかにした上で開始します。

　感情的になりがちな、たとえば恋愛に関係した思い出なども、こうした形態ですすめるといいように思います。次に述べる「分かち合い」とも関係することですが、インタビュアーによる適度なコントロールが、一部の人の「独演会」状態になってしまうことを防ぎます。

グループ活動からははなれますが…

　集団で行なうセッションとは別の機会に、**個人インタビュー**のかたちで思い出を聞き出す場合には、その方法についてしっかりとわきまえる必要があります（☞次頁のコラム）。録音だけを残すこともありますが、多くは書き起こして記録物にします。その場合は本人による内容のチェックを受けます。公開するのも本人の許可が必要です。

コラム

個人インタビュー

　ここでは、グループセッションで参加者全員から聞きだすのではなく、あるテーマについて、関係する思い出をたくさんもっている人から個人的な話を聞きだす場合にわきまえていなければならないことについて述べます。

インタビューの前に

　まず、インタビューに応じてくれる人の理解と合意を得る必要があります。目的と方法（どのような質問をするのか）、記録をとること（録音、録画）とその扱い（使われ方、保管方法）などについて説明します。十分納得してもらえたら、「承諾書」にサインしてもらいます。

　思い出のトリガーとなる写真や実物、参考資料を確認して、それをもとに質問項目を書き出し、インタビューのすすめ方を計画します。話したいことを言い残すことなく話してもらえるにはどれほどの時間が必要か予想します。現場でどれだけの時間がとれるのか、あらかじめ合意しておく必要もあります。

　1時間以上になるのは避けたほうがいいでしょう。それで足りなければ、何回かに分けて行なうことになります。

　インタビューの場所も大事です。気分よく落ち着ける場所はどこなのか、相手の希望も聞いて決めましょう。収録の妨げになる雑音がないことも重要なポイントです。

インタビューのすすめ方

　聞きたいことが抜けてしまわないように、ふだんの日常会話よりは練り上げられた順序で問いかけることが必要ですが、質疑応答のように堅苦しくなってはいけません。

　インタビュアーのほうで話の流れを絞り込んでいくのもよいことではありません。話が自由に展開するのを邪魔しないように気をつけます。リラックスした雰囲気を損なってはならないからです。とはいえ、まとまりが

なくなってしまうようなら、話を引き戻す必要があります。その場合も、助け船を出す姿勢で、話されたことを一緒に再確認するというかたちにしましょう。以下は基本的な留意点です。

❶ 簡単な生い立ちについての質問（生年月日や出身地など）で開始する
❷ その人の人となりを伝えるようなディテールを大事に扱う
❸ 終了する前に、話してもらった内容をもう一度振り返ってもらい、付け足したいことがあれば話してもらう
❹ インタビューに応じてもらったことに対して感謝を伝え、相手からはインタビューを受けた感想を聞く

インタビュアーの心得
❶ 質問は明確に。尋ねる内容は１つ（同時に２つのことを尋ねない）
❷ 質問形式は「開かれた質問」にする（「はい」か「いいえ」の回答を求めない）
❸ もし話の内容が明確でないと感じる場合には、自分の理解で間違っていないか確認をとる。あるいは、質問の仕方に原因があったのかもしれないので、質問を変えてみる
❹ 事前に合意を得ている内容以外の質問は行なわない
❺ 積極的な姿勢で話を聞き、話される内容に心の底から興味をもつ

インタビューを終えた後で
　録音や録画を収めた媒体（テープやDVD等）をそのまま資料として保存することもありますが、文字に書き起こして文書の記録として残すことが多いでしょう。
　そのためには、インタビューの内容（そのとき話された言葉を）を忠実に文字に起こしていかなければなりません。次には、それを文章として整理する編集作業に移ります。そこでは、間違いや勘違いが見つかるかもしれません。また、繰り返しが多ければ省略したり、わかりにくければ順序

を変えたりすることも必要になるでしょう。このような編集作業は本人と一緒に行なうことが理想ですが、そんな負担をかけられないのが普通です。しかし、こちらで行なった編集の結果は必ず本人に読んでもらいます。もちろん、再修正が可能であることを伝えます。

　インタビュー時には話したものの、記録には残したくない、その部分を削除してほしいと本人が望むことがあります。その場合は、本人の意向が優先されます。事前にサインをもらった承諾書にも、そのようなインタビュー記録の使用条件を明記します。

編集時に留意すべきこと
- ❶　名誉毀損を行なわない
- ❷　差別的な意見は削除する（本人からその了解を得る）
- ❸　全体の流れ、雰囲気を忠実に伝えること（文脈を無視して、あるひと言や、1文のみを取り出すようなことはしない）

6. 思い出を分かち合うために　アクティビティの進行-3

人前で話すということ

　最初から、回想プロジェクトの趣旨に共鳴して、自分の回想内容を話したいと考えて参加する人もいるでしょう。しかし、それが全員とは限りません。コミュニケーション能力や表現力もメンバーによって異なります。実際にセッションを経験すると、参加者の能力や特性には大きな幅があることに気がつくはずです。

　心の中に浮かんだことを言葉にして**語る**のは、そう簡単なことではありません。また、人前で話すことが得意な人と、苦手な人がいます。

　しかし、回想アクティビティは話芸を競う場ではありません。むしろ、上手な話で盛り上がったときは、独演会になってしまわないように気をつける必要があります。回想ワーカーは、参加者全員に不満が残らないように運営しなければなりません。

書くということ

　回想内容を書き記すことは、思い出を味わう方法であると同時に、思い出を将来利用してもらえる記録として残すことでもあります。

　参加者の中には書くことが好きな人もいるでしょう。1人のほうが集中できるので、セッションとは違う時間に書いてくる**宿題**を導入する手もあります。ただし、全員がやる気になって、それを望んでいる場合に限ります。宿題の強制はいけません。

　自分は話す人になって、別の人（ワーカーや他の参加者）にそれを**書き取ってもらう**という方法もあります。書き手となる人にとっては、人の話をよく聞く練習にもなります。書き取られた内容は、話し手本人のチェックを受けてはじめて、他のグループメンバーに明かすことができます。

　書くということは**表現の喜び**をもたらすでしょう。また、書かれた思い出は、記録として保存できるだけでなく、読まれることによって強力な回想トリガーとなることは言うまでもありません。

図にする（絵をかく）ということ

　「話す⇔聞く」「書く⇔読む」ということだけでなく、「図にする⇔見る」ことも思い出を分かち合うのにとても有効な手段です。言葉より図や絵のほうが表現しやすいこともあるでしょう。話したり書いたりするのは苦手でも絵は得意な人もいます。また、言語能力が低下していても視覚的な記憶は鮮明で、絵をかくことを楽しんでもらえるかもしれません。描き方の上手、下手は問題ではありません。大事なのは、何が描かれているのかを理解すること、すなわちその人の思い出に触れることです。

　参加者全員が関心を示すテーマがあれば、その思い出を銘々が絵にして発表するセッションを計画しましょう。絵が加わることでコミュニケーションは豊かなものとなり、回想もより強化されます。全員の絵を集めて、施設内に展示するのも意義深いことです。

　思い出を分かち合う話し合いの中にも適宜、絵画的な表現を取り入れることをおすすめします。とくに、絵になる題材の多い「ファッションの変遷」「昔の街並――今は見られなくなった風景」「家の中」「台所」「夏になると」などといったテーマで話し合うときには有効です。そのためにも、色鉛筆、

クレヨン、マーカー、画用紙などは常に用意しておきましょう。

グループの共同作品として、テーマを表現した1枚の大きな絵やポスターを完成させるという、さらに創造的なアクティビティに向かう可能性もあります。

7. テーマの決定　アクティビティの進行-4

導入期のセッションは、グループに和やかな雰囲気を生むことと、参加者の興味と、それにまつわる思い出が何かしら出てくることに心を砕きますが、それに続く**発展期のセッション**では、グループにとって意味深いテーマを決めて、それを意識したアクティビティを展開します。

参加者の興味を引き、全員が活動に参加できるテーマが選ばれる必要があります。テーマを決める過程では、声の大きい人の意見に引きずられてしまわないよう、ワーカーは参加者1人ひとりに注意を向けることが大切です。全員が興味を抱いているという証拠なしにテーマを決定することはありません。

特定のテーマを追求することを目的にして集まったグループで、あらかじめ合意している場合は例外ですが、テーマの選択にあたっては、いくつか留意すべきことがあります。

話題の間口が広いテーマ

最初にあげるテーマとしては、できるだけ大きな概念が適当です。さまざまな事柄に関係していて、話題の間口が広く、誰もが思い出の1つや2つはすぐ出てくるようなテーマを選びましょう。逆に言うと、人によっては自分には関係ないと思われてしまうようなテーマは避けたほうがいいということです。

たとえば、「クラブ活動」としてしまうと、**それに熱中したことのある人たちにとっては思い出の宝庫でしょうが、経験のない人には乗れない話**かもしれません。

話題の間口が広いということは、いくつもの**サブテーマ**が思いつくということです。それらはまた、「たとえば…」と言って例示できる話題をたくさ

ん含んでいます。以下はその一例です。

- ◆ 特別な人
  - ◆◆ 家族、友人
  - ◆◆ 有名人、人気者（ヒーロー）
    - ◆◆◆ 作家、歌手、俳優、アーティスト、スポーツ選手
  - ◆◆ 忘れられない人…人生のさまざまな場面で
    - ◆◆◆ 恩人、初恋の人、ライバル、旅先での出会い

◆は大きなテーマ、◆◆はそのサブテーマ、◆◆◆はさらに具体的に絞り込んだ話題という構造になっています。

最初は大きなテーマで参加者から多様な思い出を引き出し、グループの特徴に応じてテーマを絞り込んでいきましょう（☞第3章-11）。その結果、話し合いが深まり、目標をはっきりと意識した創造的なアクティビティの展開へと動機づけられるグループも出てきます。

最初に取り上げるには不適切なテーマ

年代（例：1960年代）や人生の時期（子供時代）、歴史（例：戦中、戦後）を大きな回想テーマとして説明する人がいますが、これは違います。これらは特定の時期に限られたものとなってしまいます。

こうした時期に起こった出来事が、家庭生活や人付き合い、食べもの、仕事、遊び、娯楽、健康や教育などと関連して語られるのであれば効果的です。しかしこの場合も、特定の「時代」をテーマとするのではなく、後者（家庭生活など）をテーマとするほうがいいでしょう。

特別なテーマ

参加者とセッションを数回重ねていく間に、参加者が**特定の時代や出来事**について焦点を合わせていきたいと思っていることに気づくかもしれません。こうした場合は、参加者の人生に与えた影響が大きいことを理解して、このグループにとって特別なテーマとして取り上げます。

グループの中から自然とわき上がってくることなしに、最初の話題として

ワーカーが提案すべきではありません。

8. テーマの展開を促す方法　アクティビティの進行-5

　テーマに沿って展開するアクティビティのかたちはさまざまに考えられます。具体的にどのようにすすめていくかは、参加者の総意で決めますが、ワーカーの介入が不要なわけではありません。「おまかせ」は無責任、それでうまくいくことは決してありません。参加者の興味、関心が刺激され、多くの意見が引き出されてはじめて「全員で決める」ことができるのです。それを促進するのがワーカーの役割です。

　導入期のセッションでは、ワーカーが用意した回想トリガーによってアクティビティが開始されます。その後の活動でもトリガーの重要性は変わりません。トリガーの幅を広く考えることで、アクティビティの展開もさまざまな可能性が開かれます。そのことについては、改めて第5章で取り上げることにします。

　ここでは、**導入期から発展期へ向かうセッション**での、あるテーマのもとにグループ活動をすすめていこうとする局面に焦点をあてて、テーマの展開を促す方法について述べます。また、話題を盛り上げるための工夫をいくつか紹介します。話題に合った提案を、タイミングをのがさないで行なうことが大切です。

回想トリガーのデモンストレーション

　テーマに関連するオブジェ（☞第5章-3）を幾つか選び出して提示し、それを事例にしてテーマを解説します。回想アクティビティではもっとも一般的な方法で、ここから入るのが普通です。具体的な物とのかかわりを思い浮かべることで、観念的な理解でなく、自分が実際に経験してきた生活上の問題としてとらえてもらえるでしょう。たとえば、

家庭生活
　オブジェ　洗濯板、磨き粉、電気釜、魔法瓶・炊飯ジャー、ラジオ…

食べもの
　オブジェ　駄菓子、キャラメル、缶詰、粉末ジュース、カレー皿…
遊び、ゲーム
　オブジェ　ビー玉、おはじき、野球盤、ボール、ブリキ玩具…
学校、教育
　オブジェ　筆箱、教科書、算盤、エンピツ削り、ボンナイフ…、
旅　行
　オブジェ　カメラ、ボストンバッグ、切符、ペナント、貝殻、こけし…
流　行
　オブジェ　ダッコチャン人形、フラフープ、ミニスカート…
娯　楽
　オブジェ　レコード、映画館の入場券、プログラム、雑誌…

　回想トリガーは、目に見えるものとは限りません。音や匂い、または味覚や触覚に訴えるものを利用することもあります（☞第5章-1、2）。
　回想トリガーの提示から考えられるもっともシンプルなアクティビティは、そのものに関係した思い出を語ってもらうことです。

参加者が見つけたものを持ち寄る

　トリガーをワーカーが用意するのでなく、参加者に依頼するという方法もあります。参加者の身の回りに、テーマと関係していそうなものが何かないか、探してもらい、見つかったものをセッションの場に持ち寄ります。
　テーマによっては、「何か」ではなくて「写真を持って来て見せてください」と、個人のアルバムに的を絞ってもいいでしょう。ただし、個人が大切にしている写真は、思い出が強すぎて、グループの前に出すのは気が引けることがあるかもしれません。せっかく持参したのに軽々しく扱われれば傷つくでしょう。参加者が見せてもいいと決めてくれたのであれば、それはとても光栄なことと受けとめなければいけません。そして、まず持参した本人に、それにまつわる話を披露してもらいます。

昔と今の比較

　過去と現在を比較することは、回想において不変の話題です。すっかり変わってしまったことは何か、また、どんなことは昔と変わっていないかという**問いかけ**をしてみましょう。

　社会の進歩・発展は、裏側からみれば退化と衰退を示しています。それに対する考え方は千差万別でしょう。「昔はよかった」と思うか、「今のほうがずっといい」と思うかは、とらえどころによって異なるものですし、人生経験によっても大きく影響を受けます。こうした話題は非常に興味深く、話し合いは洞察を深める機会になります。ただし「議論」にはならないように気をつけましょう。

　以下は、昔と今を比べるのに適したテーマの例です。

　移動手段、交通機関、通信手段
　家事、農作業、買い物
　家族団らん、育児、しつけ、お手伝い
　物を大切に（もったいない、修繕、リサイクル）
　近所付き合い
　モノの値段
　男女交際、結婚
　家屋、暖房、冷房

その他、どんなテーマでも、適さないということはないと言ってもいいでしょう。「…の昔と今」は回想を引き出す強力なタイトルです。

話題のリストアップ

　あるテーマに関して参加者から話題を募ります。その思い出について内容を詳しく話してもらうのでなく、タイトルにあたるひと言、あるいは1行で言い表わした「こんなこと」を次から次にあげてもらいましょう。それを書き出していくことで、**話題のリスト（一覧表）**が出来上がります。

　記録係が必要ですが、立候補者がなければワーカーが引き受けます。参加者から出た言葉はできるだけ変えないで書き出すようにします。

　できれば白板を用意しましょう。リストアップがすすむ様子を全員に見ま

もってもらえるからです。

　この方法は、思いついたことがそのまま採用されるので参加者に負担感を与えず、また、リストがふくらんでいく様子がリアルタイムにわかることでグループの気持ちが乗ってくる効果があります。もちろん、話題は回想トリガーとして作用します。

　関連した話題がたくさんあがってくることによって、広い角度からテーマをながめることができ、理解が深まることでしょう。この後のすすめ方は、話題を分類して、さらにテーマを絞り込んでもいいですし、参加者の反応が大きかった話題をもとに次のアクティビティへとスムーズに移っていくかもしれません。

　回想グループでは、参加者からアイディアが生まれ、多くの**選択肢**が見つかることが望ましいのです。重要なのは、全員が一致してやってみたいと思えることを、多くの選択肢の中から見つけることです。たとえば、

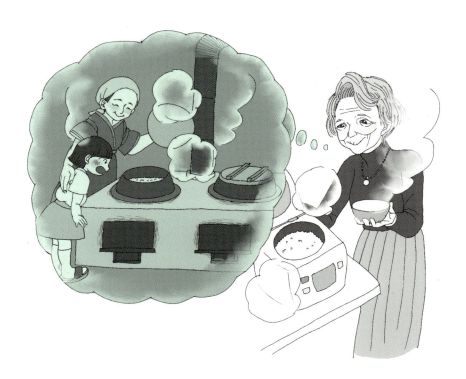

食生活
話題 栄養をつける食べ物／カレーライス・ライスカレー／肉屋さんの揚げたてコロッケ／お母さんの得意料理／遠足のお弁当／台所の戸棚にいつもしまってあったもの／ご飯炊きのコツ／お客さんが来ると出前を頼んだ／御用聞きの酒屋、そういえば肉屋も／漬け物は自家製だった…

服装、お洒落
話題 和服／ズックを破れるまではいた／腹巻きをしていた／母親の外出姿／パーマネントの髪型／父親は近所のテーラーで背広を仕立てた／母親は自分で洋裁していた／手編みのセーター／帽子／初めてのお化粧／化粧品メーカー（ブランド名）／オーバーコート…

娯 楽
話題 流行歌／人気俳優／映画館／時代劇、西部劇、日活の青春映画／ラジオからテレビへ／流行したダンス、リズム／ディスコ／バス旅行／プロ野球と大相撲／漫才ブーム／武道館、来日アーティスト／アマチュアバンドを結成した／カミナリ族だった…

　上の例では、スペースの関係で話題の例を並べて書き出していますが、実際に白板に書き出すときは箇条書きにします。

回想グラフ
　テーマによっては、図や表などを使って表現することをすすめてみましょう。たとえば、

家事の流れ
　　　　１日：朝起きてから夜寝るまで→帯グラフ
　　　　１週間：月曜日から日曜日まで→週間予定表
お小遣い
　　　　縦軸を金額、横軸を年代と年齢にした線グラフ
　　　　（年代とお小遣いの額を示す点の下に、そのお金で買った物とその値段を書き入れる）

今と比較する、また、過去の時代をいくつかに分けて何枚か書いて比較するのも興味深いことです。時代の変遷を振り返るいい資料になります。

9. セッションの終わり方　アクティビティの進行-6

すべての活動に言えることですが、「終わり方」も大切です。メインの活動に費やす時間とは別に、「まとめ」の時間をしっかりとるようにします。最低10分は必要でしょう。

話が弾んでいるのに、突然終了を告げられてしまったら、不完全燃焼で参加者には不満が残ってしまいます。参加者が話したいことを十分に話せたとしても、言いっ放しで終わるのでなく、それがどのように受けとめられたのか、全員で再確認しましょう。もし話し足りなければ、次のステップの課題にします。何ができたのか、やり残したことは何であり、どんな課題が生まれたのかということを明確にするのが良い終わり方です。

まず、**終了の時刻が近づいている**ことが告げられます。

終わりたくない気持ちが強いとき

もし、その日のアクティビティが盛り上がっていて、参加者の間にまだ終わりたくない気持ちが強いようであれば、本日の終わり方についてグループにはかる必要があります。すなわち、このアクティビティを、

❶　ここで切り上げるか
❷　このまま時間を延長して続けるか
❸　続きを次回のセッションに持ち越すか

のいずれかを選択しなければなりません。その際、必ず全員の意思を確かめましょう。当日の時間延長は、1人でも都合の悪い人がいたら、行なうべきではありません。

お茶とお菓子でくつろぐ

　お茶とお菓子を楽しむ時間を設定してもいいでしょう。それには、コ・ワーカーやボランティアの手助けが欠かせません。ワーカーが忙しそうな様子を見せてはいけないからです。
　一緒にくつろいでお茶をいただくことが、肩肘の張らない会話を促します。

振り返り

　セッションについての感想を話し合ってもらいます。次回の活動に活かせる希望や提案も歓迎します。参加者全員の声を聞きとることが大切です。
　ワーカーは、今回のセッションで聞くことができた思い出の幾つかを正確に繰り返します。自身の感想に加えて、参加者への感謝を述べます。

達成度の評価

　クリエイティブな作品製作に取り組んでいるグループの場合は、現在の達成度を評価し、この後どれだけの作業が必要となるか、見通しを確認してセッションを終了します。
　場合によっては、次のセッションまでの「宿題」が出るかもしれません。

テーマのまとめ

　あるテーマの下にアクティビティを展開したセッションでは、テーマのまとめを意図して、最後に簡単な質問を参加者１人ひとりに投げかけるといいでしょう。たとえば、

　　学校がテーマだったら→「もっとも楽しかったことは？」
　　食べもの　　〃　　　→「大好きなご馳走と言えば？」
　　仕　事　　　〃　　　→「どんな時にやりがいや満足を感じましたか？」
　　流行歌　　　〃　　　→「好きな歌手ベストワンは？」

などと、具体的なひと言で答えられる質問を用意します。

クールダウン

いつも同じ始め方（☞オープニング・プログラム）があったように、楽しい終わり方をグループで決めることもあります。

始め方はウォーミングアップの意味で考えられているのに対して、終わり方ではクールダウンの効果が求められます。それには、**後奏曲**（セッション開始前の「前奏曲」に対して、気持ちを落ち着かせる静かな曲を流す）や、**散会の歌**（全員でお気に入りの歌をうたう。音楽の得意なメンバーが指揮者になる）のように、音楽がよく使われます。

最終回のセッションはプロジェクトの幕引きになるので、そのための式次第を計画して臨みます（☞第2章-4）。

散 会

最後に終了の挨拶を交わして散会しますが、その際の雑談で、この後の予定を尋ねてみましょう。そして、「よい一日でありますように！」「また元気でお目にかかりましょう！」と送り出します。

回想活動はその人が過ごす人生の一部としてとらえられるべきもので、いい気分で活動を終えてもらいたいと願っています。そんな気持ちが自然に伝わり笑顔で会場を後にしてもらえたなら、今日のセッションは成功です。

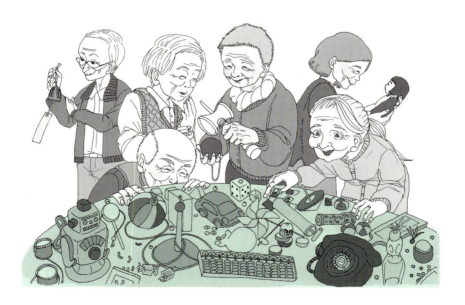

第5章
回想トリガー

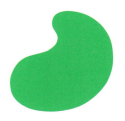

　回想トリガーは「言葉を介するもの」と、「言葉を介さないもの」に分けることができます。

　従来の回想活動においては、回想トリガーについては「言葉を介するもの」として説明されることがほとんどでした。その結果、ワーカーの言葉による思い出の喚起がアクティビティへの導入方法であり、参加者の言葉（話すこと）が回想の表現方法であると認識されてきました。

　それに対して、私たちがめざす**アクティビティとしての回想法**は、回想を言葉として話される内容だけでなく、もっとずっと広く、人間のすべての感覚、身体全体の活動としてとらえています。それによって、言葉を使った活動から疎外されがちだった認知症を患う人々をも参加対象としたアクティビティの可能性が大きくひらかれたのです（☞第6章）。

　もちろん、言葉は重要です。言うまでもないことですが、言葉によるワーカーの説明やファシリテーションなしに活動がすすむことはありえません。ただし、言葉にならない感覚や心の動き（感性、感情）を重視する回想アクティビティでは、言葉によるコミュニケーションだけに頼らず、**感覚にはたらきかける**トリガーの活用を常に念頭に置いてすすめるのが特徴です。

　従来の回想法ではあまりとりあげられてこなかった、感覚にはたらきかけることの重要性について理解を深めていただくために本章を設けました。トリガーを網羅することが目的ではありません。というより、それは無理な話

です。すべてのものにトリガーとなる可能性があるからです。どのようなものが、どのような思い出を引き出すトリガーとなるのか、アクティビティの実践をとおして新たな発見があるでしょう。

以下の本文に対応するアクティビティの具体例をⅡ部のアクティビティのメニュー101種から選んで☞で示しましたが、これはあくまでも1例として参照してください。これをヒントに読者が新しいメニューを加えていくことを期待します。

1. 音

回想活動の中では、**聴覚**は、どちらかというと題材（回想トリガー）として取り上げられることの少なかった分野です。しかし、音は記憶されやすく、とてもよく覚えているものです。聴覚刺激は力強い回想トリガーとなるでしょう。聴覚によって音を聞き分ける能力は生活の役に立つだけではありません。人間はそれを楽しむことも知っています。

音楽

音楽は人間にとってなくてはならない文化であり、本能的な活動とさえ言えるでしょう。哲学者のニーチェは「音楽がなければ、人生は失敗だ」と言っています。音楽に期待すべき効用としては、

> ❶ 人生のいろいろな場面（大切な人、場所、出来事）、経験の思い出に伴っている
> ❷ 活気を引き出したり、リラックスした雰囲気をもたらしたりする
> ❸ 感情と情熱を刺激してくれる
> ❹ メロディーやリズムがダンスを誘う
> ❺ 作業がはかどる
> ❻ 知っている音楽や、歌をうたうことで全員が1つにまとまる

などが考えられます。ただし、1つだけ注意しなければならないことがあります。参加者の中には耳の聞こえがよくない人がいるかもしれないというこ

とです。高齢者なら耳の遠い人も多いでしょう。その場合、**音量の調整**には細心の配慮が必要です。ボリュームを上げすぎると、耳のよい人にはうるさくて不快、苦痛でしかありません。

音楽を楽しむアクティビティは、誰にでも親しみやすく、一般的によく行なわれています。工夫次第でさまざまなバリエーションが考えられます。

1）純粋に音楽を聴く

お気に入りの音楽があれば、いちばんいいすすめ方というのは、ゆったりと腰掛け、その音楽に聞き入ることです。できれば**オリジナルの音源**を探してみましょう。昔親しんだバージョンで聴けたならいっそう喜ばれるでしょう。(☞メニュー6、8)

音楽に耳を傾けて心を安らげましょう。鑑賞後、しばらく自由に話し合うだけでも十分に意義深いことです。導入期のセッションのオープニングに適した方法ですが、セッションの終わりにクールダウンの音楽をかけるのもよい考えです。

2）歌

歌をうたったことのない人はいないでしょう。人生は歌とともにあると言っても過言ではありません。歌の思い出は強力です。また、歌をうたうことは実に健康的な活動です。上手下手は関係ありません。

みんなで声を出してうたうことでセッションが盛り上がります。オープニングの歌や散会の歌以外にも、いろいろな場面で「歌をうたう」ことを取り入れていきましょう。(☞メニュー11、26、27、28、59)

3）楽器演奏

楽器の演奏も音楽の大きな楽しみです。得意な人がいれば、ぜひ披露してもらいましょう。参加者の中にはバンドを組んでいたことのある人がいるかもしれません。歌をうたうときの伴奏をお願いしてみましょう。(☞メニュー30、93)

4）ダンス、エクササイズ

　音楽は耳で鑑賞するだけのものではありません。全身の動きを誘う力をもっています。音楽に合わせて体を動かすアクティビティを楽しみましょう。（☞メニュー42、43、94）

　小さい頃のお遊戯や、学校でのフォークダンス、地元の盆踊りなどの思い出が語られたときは、それを再現してもらいましょう。

5）作　曲

　これはクリエイティブな活動になりますが、参加者の興が乗れば、そして、専門家の適切な手助けが得られれば、そんなにむずかしいことではありません。グループ独自の作品を完成させることは意義深く、参加者は達成感とともに大きな満足感を得ることでしょう。（☞メニュー95）

　もちろん、曲ができたら演奏の楽しみも待っています。

6）BGM

　セッションの開始前に、リラックスした居心地のよい雰囲気を醸し出すためにBGMを流すとよいことは、すでに述べました（☞第4章-3前奏曲）。はじめは、参加者全員に違和感がなくて楽しんでもらえるにはどんな音楽がいいのか試行錯誤することになるかもしれません。希望を尋ねるだけでなく、曲を選ぶためにグループで話し合ってもらってもいいでしょう。

　クリエイティブな作業に取り組んでいるときにもBGMは有効です。そうした活動が予定されているセッションには、それ用の音楽を用意して臨みましょう。余計な雑音を消してくれますし、曲の雰囲気やテンポによって、参加者は絵をかいたり、文章を書いたり、手作業に集中することを助けます。

　音楽以外にもさまざまな音があります。回想トリガーとなる音（聴覚刺激）にはどんなものがあるでしょうか。私たちを取り巻いている音は、自然界で生じている音と、人間社会に特有の生活音に分けることができます。どちらも、豊かな思い出につながる重要な要素です。それを活用したアクティビティを考えましょう。

自然の音

波の音、鳥のさえずり、虫の音、雨音、せせらぎの音、遠雷、木立を抜ける風の音など、自然の音に耳を傾けるアクティビティです。

心を落ち着け、意識することなく耳を傾けてしまうような自然の音を再現したCDが多く出回っています。

私たちは、こうした自然界の音を美しいと思う感性をもっています。それによって心が癒やされるだけでなく、その感覚が記憶を刺激して、人生の貴重な経験を思い出させてくれることもあります。

生活に伴う音

同様のことは、生活の中で聞かれる音にも当てはまります。たとえば、

街の暮らし
下駄の音が混じる雑踏、八百屋や魚屋の売り声
田舎の暮らし
牛やヤギの鳴き声、蚕が桑を食べる音
仕事場
大工（鉋、鋸、金槌）、機織り、モーター、バーナー
乗り物
路面電車、オート三輪、自転車のベル
家庭生活
玄関（引き戸）、掃除、調理、洗濯、ミシン、算盤、電話機

などがあります。これらは演劇や映画の効果音によく使われています。懐かしい音のコレクションが放送されることもあります。

また、豆腐屋のラッパ、おもちゃのガラガラ、手振りのベル（チリンチリン）など、独特の音を出すものは、実物を用意して聞いてもらうという手もあります。それらはオブジェ（☞3. オブジェ）としても興味深く、強力な回想トリガーになるでしょう。

人の声

人間にとってもっとも重要な対象は人間に違いありません。顔や表情とともに声や話し方は強く記憶に残るものです。人気のあった歌手、役者、落語家、政治家などの声は、その時代をよみがえらせる有力な回想トリガーとなります。レコードや、放送のアーカイブを活用しましょう。

2. 匂い、香り、味

嗅覚は言葉では表わせない感情的な思い出を引き出す力が強いと言われています。好きな匂いや香りは、年を経てもあまり変わることがなく、飽きるということもないようです。嫌いな匂いは強烈で、一度かいだら忘れられず、近寄らないでいたいと思うものです。

好ましい香りは気分を落ち着け、リラックスさせてくれます。愛情に包まれた、あるいは安全に守られた状態を想起するトリガーとなる可能性を秘めています。

味覚も同様です。食べものはオブジェでもありますが、その上味わえるのですから強力なトリガーの資格十分です。

匂い、香り

バラやラベンダー、シナモン、ローズマリー、ミント、バニラ、パセリやセージなど、自然由来の香料だけでなく、刈りとった稲、工場の機械油、病院の消毒薬なども、誰もが知っている匂いのサンプルとして役に立ちます。なかでも、夜店で使われていたアセチレンガスの匂いなどは、強烈なトリガーになるでしょう。(☞メニュー25)

しかし、回想アクティビティでは、特別な匂いのオンパレードはよくありません。衣食住に関係する日常的な生活用品や仕事や娯楽に関連した**ありふれたもの**も必ず用意するようにしましょう。たとえば、料理のソース、カレー粉、トマトケチャップ、糠、しまってあった着物・服（樟脳のにおい）、香水、石けん、整髪料、歯みがきなどです。お釜で炊いたご飯の底にこびりついた「おこげ」の匂いなんていうのもいいアイデアではないでしょうか。

匂いをよくかいでもらいます。昔と同じかどうか。何かが微妙に違うよう

であれば、昔の匂いを思い出してもらいましょう。たぶん、それには懐かしい思い出が伴っていることでしょう。

　現在売られているものではなくて、当時実際に使われていたものが手に入れば、それは「懐かしい」匂いそのものであり、貴重な回想トリガーになります。

食べもの、飲みもの

　食欲なしに生きている人はいませんし、人生における最大の楽しみに食べることをあげる人も多いのではないでしょうか。食べることには味覚、嗅覚が大きく関わっています。

　食べたり飲んだりというのは極めて日常的な行為です。三度の**食事**と**料理**だけでなく、食事は**社交**（人付き合い）の基礎を成すものです。食べものや食事の思い出のない人に出会ったことはありません。

　料理道具、調味料の瓶、弁当箱、食器などのオブジェ、食堂のメニュー、お菓子の広告なども、実際に味見はできませんが、味覚や食事の思い出のトリガーとしてはたらいてくれるでしょう。

　食べる楽しみを追求するアクティビティなら、いくらでも思いつくのではないでしょうか。（☞メニュー20、21、22、23、24）

3. オブジェ

　オブジェとは感覚によって認識される物体であり、「影ができるもの」であるとか、「立体で、1つ以上の感覚で認識できるもの」とか定義されています。すなわち、具体的なモノとして参加者に提示される回想トリガーの多くはオブジェです。

　回想活動は複数の感覚を刺激することを大切に考えますが、オブジェは単に目に見えるだけでなく、聴覚、嗅覚、味覚、触覚などすべての感覚に対応しています。そのモノ自体が音を発しなくとも、叩けば音がするでしょう。同じように見えても、材質が違えば音色が異なります。なかでも、オブジェに対して重要な感覚は触覚です。**触感**を確かめられるのは、そこに実物が存在するオブジェだからこそです。

オブジェの意味

　私たち人間はこれまでさまざまなオブジェと関わり、さまざまに活用してきました。現在も同様です。人生はオブジェとともに営まれ、経験を重ねています。そして経験は、オブジェに**意味**を与えることになります。知っているオブジェを前にして懐かしさを覚えるのはそのためです。オブジェは言葉では何も説明しなくても、語りかけてくれているのです。

　オブジェは複数の感覚に対応していることを上で述べましたが、オブジェはまた、さまざまな側面をそなえ、とらえ方によって多様な意味をもつものです。ある興味だけに関係していたり、生活の1側面だけに縛られるものではありません。

　たとえば「靴」を取り上げてみましょう。仕事、お洒落、流行、健康、成長、家族、学校、スポーツ、レジャー、買い物、物を大切に（靴磨き、修繕）、お気に入りなど、回想アクティビティで取り上げる可能性のあるさまざまなテーマに関わってくるのではないでしょうか。

　オブジェを提示して始めるアクティビティの場合に、気をつけなければならないことが1つあります。参加者の興味を引き出すのはいいのですが、オブジェのデザインや機能について論評する会になるのは望ましくありません。オブジェは回想のトリガーなのであって、分析の対象ではありません。

回想アクティビティにおける「いま」──過去・現在・未来

　時代は常に動いていて、毎日新しい出来事が起こります。しかし、どんなニュースも、過去のニュースに新しい局面が加えられたものに過ぎません。まったく新しいものなど何もなく、続いていく大きな物語の一部なのです。現在を知るためには過去を知る必要があります。また、未来を見とおすためにも現在をよく知らなければなりません。すなわち、私たちが生きている「いま」は、過去、現在、未来を同時に含んでいる「いま」なのです。その意味で、回想アクティビティは「いま」をもっとも大切にした活動です。

　そこで、回想アクティビティで使われるオブジェの役割を考えてみます。単に興味をひくということであれば、珍しいものや高価なものを並べればいいでしょう。遺跡の発掘物、古民具、古文書はどうでしょうか。考古学や歴史に詳しい人には興味津々かもしれません。しかし、意義深い話が聞けたと

しても、アクティビティの趣旨からは外れるように思います。アクティビティの目的は骨董品の鑑定会や品評会でもなければ、歴史の勉強会や研究会でもありません。

　回想アクティビティで語られる過去は、参加者の「いま」に含まれる過去なのです。さかのぼることができるのは自分の幼少期まで、あるいは親や祖父母が生きた時代あたりまでになるでしょう。ついでに未来について言えば、語り継ぐ孫やひ孫の未来であり、現在は、主に子世代が現役として担っている時代環境を指すことになると考えられます。ですから、回想トリガーとしては、その程度の過去の経験に関係するオブジェが適当です。

　オブジェは、異なった時代や文化背景の人々の生活を垣間見せてくれます。私たち人間はいつの時代も、家事をこなし、食料を確保し、調理し、暖をとり、暑さを逃れ、言葉や技術を身につけ、健康を守り、動き回り、収入を得て、娯楽に興じることにおいて、オブジェを活用し、大なり小なりの工夫を重ねて新たなオブジェを生みだしてきました。

　回想トリガーとして提示されたオブジェは、今はもう使われていなくても、過去の人間の生活を思い出すよすがとなるでしょう。同時に、参加者自らの過去を呼び覚まし、回想へと誘います。そして、参加者のそれぞれが自分の人生経験を再確認し、さらにグループで分かち合われます。そのようにすすむアクティビティは、参加者の「いま」を意義づけ、自尊心を高めることに貢献するでしょう。

オブジェを話題にするアクティビティ

　オブジェはすべての感覚の対象になるものであり、さまざまなとらえ方ができることを述べました。また、人間の生活に関わる側面からみて、オブジェの歴史性にふれ、回想トリガーにはどのようなものが適当であるかを説明しました。ここからは、オブジェを使うセッションの実際について考えていきましょう。

　用意したオブジェを参加者に見てもらい、まず「これは何ですか？」と尋ねるのが普通の入り方ですが、これは、ミステリー・オブジェのゲーム（☞メニュー77）は別にして、クイズの「正解」を求める問いではありません。みんなが知っていることの確認、あるいは思い出してもらうための問いかけ

です。その上で、この物にまつわる参加者個々人の思い出を引き出し、グループで分かち合います。さまざまな側面に照明が当たり、多様な話が聞けるほどいいのです。話が途切れそうなときは、たとえば、

「どこで作られたものなのでしょうか？」
「よく目にした（使われていた）のはいつ頃まででしたか？」
「いくらくらいしましたか？」「どこで買いましたか？」
「誰が使っていましたか？」
「当時の暮らしや経済的な状況はどのようなものでしたか？」

などの問いを投げかけるといいでしょう。とはいえ、ワーカーの役割はあくまで話の展開を「助ける」ことです。主観的な興味で話を誘導することのないよう気をつけましょう。（☞メニュー 1、5）

身体運動感覚

手触りや、**体の動き**もトリガーとして大きな効果を発揮します。オブジェはただ見るだけでなく、実際に触れてもらいましょう。（☞メニュー 2、55）

道具のようなものであれば使ってもらうことが重要です。自分の体の動きを感じコントロールする**身体運動感覚**は、五感（視覚、聴覚、触覚、味覚、嗅覚）に加え、大切な第 6 の感覚に数えられます。この感覚は相互作用を感知して一定の行動を修得するのに必要な感覚です。

また、さまざまな体験は「からだの記憶」として刻まれます。そして、いったん**身についた行動**はずっと残ります。自転車の乗り方を「忘れた」と言っていた人も、実際に乗ってみると、乗ったことのない人と違ってすぐに「思い出せる」ことは驚くべきことです。再度**体験してもらう**ということは強力なトリガーです。

認知症を患う人々の中にも、こうした第 6 の感覚が残っている可能性が大きいことを知ってください。彼らなりに現状に対応し、社会的に渡り合っていく上で欠かすことのできない、大切な残された部分なのです。そこにはたらきかけるアクティビティを考えていきましょう（☞第 6 章-11）。

連　想

　あるオブジェが、それとは別のオブジェを連想させることがあります。形が似ているとか、手触りが似ているとか、感覚の類似によることが多いのですが、類似を認めるのも大切な能力です。

　連想はアクティビティの展開に活かすことができます。回想アクティビティは論理的に展開する必要はまったくありません。重要なのは興味深く、より楽しめるように活動をすすめることです。ときには、突拍子もない連想が浮かぶ人がいたりします。説明されないと？？？でも、「天才的ひらめき」を楽しみましょう。(☞メニュー 49)

　連想によって、まったく新しい、そして予想もしていなかったようなテーマが浮上することもあります。参加者全員の合意があればですが、その場の成り行きで予定が変更されても一向にかまいません。さらに豊かな回想が喚起されたなら大成功なのです。

　さらに付け加えるなら、回想アクティビティでは**勘違い**も面白いチャンスになります。ティーコージー（ティーポットを保温するための被せ物）を毛糸の帽子だと勘違いした人がいました。その結果、彼からはアルプスでのスリルに満ちた登山の思い出を聞くことができたのでした。これは英国での経験ですが、日本だったら、と想像をはたらかせてみました。さんだわら（桟俵）を三度笠と勘違いして、股旅物の時代劇（大衆演劇、テレビ、映画）の話題へなんていう展開がみられたら楽しいにちがいありません。

美術作品の鑑賞

　美術作品もオブジェには違いなく、回想トリガーとして活用することができます。しかし、回想アクティビティにおけるオブジェの意味で述べたように、作品についての知識や芸術的価値を話題にするのは活動の趣旨からはずれます。

　純粋に音楽を聴くのと同様の趣旨で、視覚的に楽しむことが目的です。作品を提示してグループで鑑賞してもらいます。シンプルにじっくりと見つめてもらうだけでいいのです。そこから引き起こされる思いを、1人ひとりが噛みしめる時間を邪魔しないことが大切です。

　貴重な本物を用意するのはむずかしいでしょうから、有名な作品の写真や

複製画、ポスターを回想コレクションとして集めておきましょう。刺繍作品のタペストリーや装飾を施した調度品なども美術的な鑑賞の対象になります。そうした素材を準備するには、地元の美術館、博物館、図書館、学校などに協力を求めるといいのではないでしょうか。借り出せなくても、写真に撮らせてもらって大きくプリントすれば、立派な回想トリガーになります。

自然の造形物

　自然がつくりだしたオブジェも回想トリガーの資格を十分そなえています。たとえば、石、流木、貝殻、砂、などは、昔遊んだ海や川、懐かしい景色の思い出を誘うことでしょう。なかには美術作品と同じように鑑賞に浸れる造形物もあります。

動　物

　生きている動物をオブジェとして同列に扱う訳にはいきませんが、他にぴったりと収まるページがないので、ここに追記することにします。

　患者や入居者のために動物やペットが飼われている医療施設やケア施設があります。一般的なのは猫と犬ですが、小鳥、鶏、ウサギ、カメ、オウムなどを見ることもあります。犬はペット・セラピーのために施設へ連れてこられている場合が多いようです。こうした動物の特徴は、人を厭わず、人と交流することができる、少なくとも人間がいることに耐えられるということです。

　動物、とくにペットとして親しまれている動物は、感情表現があり、仲良くなれ、飼い主は家族と同じように大切に思っています。世話を焼き、トレーニングを行ない、一緒に遊んだペットの思い出は、豊かな回想の鉱脈なのではないでしょうか。

　動き回る動物をトリガーとするのは簡単ではありませんが、参加者の興味を引く、刺激に満ちた「オブジェ」の一種として活用できます。ぬいぐるみで代用することも考えられます。

4. 映像（写真、動画）

　回想トリガーとしてもっともよく使われるのが、視覚にはたらきかける写真や、映画やビデオに記録された映像です。写真は1枚1枚手にとって見てもらうことができ、数が多くても扱いやすいのが利点です。写真集、画集、グラフ雑誌、ポスター、ビラ、絵はがきなどの印刷物も同じです。それらは保存性に優れているので、50～60年昔のものなら今でもたくさん残っています。図書館や博物館、研究機関などのコレクションを借り出したり、コピーさせてもらって使うこともできるでしょう。(☞メニュー3、4、12、31)

　デジタル技術が進んだ現在では、映像もデジタルデータ化されてパソコン画面のスライドショーで見ることができます。映画やテレビ放送の録画も同様です。ただしその場合は、パソコンは映像を映す道具の役割を果たすだけで回想トリガーとなるオブジェではありません。もし、フィルムを映写機で映したり、ビデオテープを昔のテレビ受像器で観ることができるなら、その道具も回想トリガーとなるに違いありません。

　また、視覚は画像・映像の意味をとらえるだけでなく、「見え方」や画質をも感じ取ります。見えている内容とは別に、それも思い出の対象となるでしょう。写真や印刷物も同様です。

5. 言 葉

「オブジェ」の項で解説したアクティビティは、オブジェの実物がそこになくても、参加者が言葉の理解力と想像力に恵まれていれば、**言葉の説明だけですすめていく**こともできます。

　人間は言葉とともに生活しています。思う、考える、話す、聞く、読む、書く、すべて言葉の活動です。ここまでは、言葉を介さない回想活動の可能性を示すために、感覚的な刺激に目を向けて述べてきましたが、どんなアクティビティにおいても言葉を伴わないということはあり得ません。

　思い出も言葉として語られるのが普通です。語られた思い出は、さらに別の思い出を引き出すトリガーとなります。また、私たちは**言葉の表現を楽しむ**ことができます。

言葉は人間が獲得した最大・最強の手段と言えるでしょう。一般に、回想トリガーに選ばれるものの多くは、感覚的な刺激とともに言葉の表現を含むものです。ラジオ、テレビ、映画、演劇の録音・録画はもちろん、ポスター、パンフレット、レコードのジャケットなどの印刷物もみなそうです。

言葉そのものをトリガーとして取り上げることもできます。

ことわざ、格言
標語、流行語、広告のキャッチフレーズ
小説や映画のタイトル
俳句、詩、文章の一節

などは、多くの人が記憶しています。（☞メニュー39、48、79、80）

書かれた**文字**は視覚を刺激します。読み上げられれば音刺激としての要素も加わります。

日記帳、手帳
家計簿、大福帳
教科書、ノート

これらは、書かれている内容だけでなく、オブジェとしても強力なトリガーとなるでしょう。

忘れられない言葉、暗記したフレーズ

言葉は、言語的能力が低下した人においても決して無意味ではありません。

会話が困難だったり、文章を紡ぎ出せなかったりする高齢者グループの場合は、思い出を語ってもらおうとするのは無理があります。しかし、話はできなくても、一度暗記した詩や短歌などがスラスラ出てきて驚かされることがよくあります。芝居の決め台詞を**暗誦**する人や、流行歌の歌詞を間違えずに1番から3番までうたえる人もいます。

回想活動の目的は人のもつ能力を引き出していくことです。話ができないからといって、言語能力の喪失とみなすべきではありません。今できている

ことに目を向けて、個性的な素晴らしい能力が披露されるアクティビティを追求しましょう

6. 本と読書

　本は絵本、写真集、図鑑、詩集、教科書、雑誌など多種多様、さまざまな興味に応えてくる話題の宝庫です。回想を主題とする本でなくても、回想トリガーとなる内容を含む本はたくさんあります。過去の作品はもちろん、現代の作品でも過去を舞台にしていれば、読者の思い出を刺激します。

　読書から得たものが大切な思い出になっている人もいるでしょう。それに関係して、少年少女雑誌の付録、漫画のヒーロー、愛読書、好きな作家、書店など、さまざまな話題が考えられます。

　実際に本を手にとって「読書」することは、インターネットによる情報検索と同じではありません。教育にしても、娯楽にしても、出版文化が果たしていた役割の大きさを振り返り、今日の情報化社会、「スマホ文化」と比較してみるのも意義深いことではないでしょうか。

　本はまたオブジェでもあります。その実物は、内容が伝えること以外に、視覚、触覚、ときには嗅覚にも訴える強力な回想トリガーになってくれるでしょう。

ノスタルジックな作品

　昔の生活の様子が描かれた小説や童話、子どもの作文集などを回想コレクションに加えましょう。

　グループで読んで感想を話し合ってもらうことで、参加者の興味や関心が明らかになり、アクティビティのテーマを探るのによい方法です。

　楽に読みとおせる短編があればいいのですが、全員が興味を示す作品を決めるのはむずかしいかもしれません。それに代わる現実的な方法としては、さまざまな作品から適当な場面を選んだ「抜粋集」をワーカーが用意することが考えられます。

　漫画やコミックにも目を向けましょう。アクティビティとしての読書は、知識を増やす勉強ではありません。参加者の思い出が刺激されることが重要

なのです。有力候補として次の2つをあげておきます。

『サザエさん』
　誰もが知っていて、うってつけの作品ではないでしょうか。
『三丁目の夕日』
　半世紀以上の昔になってしまった昭和を描いて、回想を誘う材料であふれています（現在も連載中）。映画の『ALWAYS 三丁目の夕日』が話題になるかもしれません。

　本ではありませんが、NHKテレビの朝ドラ（「連続テレビ小説」と呼ばれています）も、なつかしい時代を描いたものが多く、現在放送中のものでも、全員が観ているようなら、いい話題になるでしょう。

7. 新　聞

　新聞の紙面は興味を引くような題材にあふれています。回想トリガーとして活用しない手はありません。また、保存されていた昔の新聞なら、記事内容が記憶を刺激するだけでなく、古びた紙や印刷などの質感をもつオブジェとしての効果も発揮してくれます。ぜひ回想コレクションに加えましょう。
　マスメディアはラジオ、テレビ、インターネットと、時代とともに大きく変わりましたが、新聞の紙面構成や記事の書き方は昔も今もそれほど変わっていません。商業的にも成功を収めている新聞は、さまざまな人の関心に応えるように幅広い内容を取り上げているものです。それはつまり、私たちが回想グループで行なおうとしていることにほかなりません。
　多くの新聞は回想的な記事を掲載した特集や、連載欄を設けています。そこに掲載された昔の写真や、思い出話、著名人のコメントなどは、テーマによっては格好の回想トリガーになってくれるでしょう。
　現在のニュースを読むことも、回想トリガーになる可能性があります。**ニュース**にまったく新しいものなど何もないと言っても過言ではありません。背景となる歴史が存在しているからです。参加者の感想には必ず、自分が過ごしてきた時代の思い出がみて取れます。

人が興味をもつ話題というものも本質は何も変わらないようです。娯楽、食べもの、仕事、レジャー、家事、健康、教育、ファッション、旅行など、新聞で取り上げられていることは回想アクティビティのテーマと共通です。参加者がどんな記事に興味を示し、どんな記事は読まずに飛ばしてしまうのかは、アクティビティのテーマの選択と同じです。

　新聞の読み方は人によって千差万別です。必ずしも1面から最後のページへと進むとは限りません。スポーツ欄から読み始める人もいれば、株式相場にまず目を通す人もいます。これは癖のようなもので、新聞を実際に手に取ってもらうと、よくわかります。読むときの広げ方やたたみ方もさまざまです。こうした話題から面白い話し合いになるかもしれません。
「新聞は、昔と変わりましたか？」
という問いかけも、さまざまな話題に発展していくでしょう。

　インターネットによる新聞ばなれは、これから先どうなっていくのかという問題もあります。地方紙の廃刊が相次いでいますが、みなさんの地域ではどうでしょうか。自分が住む町や村の話題が失われてはいませんか？

　電子化による紙媒体の苦戦、その一方で、ネットによるフェイクニュースの横行などについて話し合うのも、とても有意義なことだと思います。

8. 外へ出かけましょう

　回想セッションは、いつも同じ部屋の中で行なわれる必要はありません。取り上げるトピックによっては、参加者と一緒に外出計画を立てることもできます。学校、映画館、遊園地、景勝地、博物館、神社・寺・教会、歴史的な建物、記念碑、公園、駅、レストラン、商店街など、思い出の宝庫ではないでしょうか。こうした場所へみんなで訪れましょう。(☞メニュー58、64、81)

　目的地に着くと、思い出と変わらない姿でそこにあるということは少ないでしょう。そういうことは事前にグループで話し合っておくと、どこがどう変わったのかを確かめる、昔と変わっていないものを発見するなど、現場でのアクティビティにつながります。

9. 回想コレクション

　回想トリガーがたくさん用意されているということは、話題の幅が広がり、アクティビティの選択肢も増えるということです。多くの選択肢の中から参加者が希望するアクティビティを主体的に選びとることは、グループ活動が発展する上でとても重要です。回想トリガーの収集に努めましょう。

　回想法の専門書や、昭和の生活を思い出させる懐かしい写真を集めた本も多数出版されています。

　昭和の暮らし博物館★や昭和日常博物館★★のような施設はとても参考になります。自治体の博物館や民俗資料館でも最近は昭和に焦点をあてた展示が多く見られます。それらに目を通すことで、回想トリガーに対するセンスを養うことができます。

　ただし、それに頼るのではなく、独自の発想にもとづくユニークなトリガーを加えていってください。自前のコレクションとして収集することはワーカーの大きな楽しみになるでしょう。

★ **昭和の暮らし博物館**　東京都大田区にある私設の博物館。東京都の建築技師だった小泉孝が建てた自宅を、孝の長女で生活史研究家の小泉和子（元京都女子大学教授）が、昭和時代（特に戦後、昭和20～30年代）の庶民の暮らしを後世まで伝える目的で、1999年2月28日に開館した。当時の住宅の間取りがそのまま残され、小泉家が過ごした住宅風景を再現した常設展示のほか、ミニギャラリーや企画展示もある。

★★ **昭和日常博物館**　愛知県北名古屋市にある公立博物館（正式名称は北名古屋市歴史民俗資料館）。1990年師勝町歴史民俗資料館として開館し、昭和の日常生活のさまざまな生活用具、玩具、風俗の収集、保存、常設展示の他、年3回の企画展示を行なっている。館の豊富な収蔵品を「思い出ふれあい事業」の有効な資源として活用していこうとする保健福祉行政の視点と、収蔵品を参観に供するだけでなく、地域住民のために有効利用していこうとする博物館側の視点が両輪となって、回想法事業が展開されている。

第6章
認知症ケアに活かす

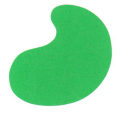

　高齢者ケア施設に入所している方々の多くは、認知症とともに生きているか、認知症が進んでいる人々でしょう。ロンドンのケア施設で行なってきた回想プロジェクトでも、参加者の75％が認知症と診断された人々でした。回想アクティビティは、それらの人々にも何かしらよい結果をもたらすことができました。それは以下のような点です。

> ❶　遠く過ぎ去った時代の貴重な思い出がよみがえる
> ❷　本人の能力（得意なこと）や長所がわかり、それを賞賛できる
> ❸　安心感、自尊心、自尊感情が促進される

　本章では、認知症をかかえた人が参加するアクティビティを運営する場合にとくに留意すべきことを中心に述べます。以下、回想ワーカーとなるあなたに課題を提起するかたちで話をすすめます。

1. 認知症を患うとはどういうことか

　年齢が高くなるにしたがい、ある程度の割合の人々に認知症がみられるようになります。しかし、高齢者全体をみれば、その発症率は低いものです。発症の原因は明らかでなく、高齢であることや特定のライフスタイルが密接

に関係しているとは限りません。逆に言えば、誰にでも起こり得るということになります。また、認知症の進行のしかたや、それに本人がどう向き合い対処していくかには個人差があります。

課題●1
認知症を患う人々について、あなたは何を知っていますか?

あなたのもっている認知症に対するさまざまな考えや思いを書き出してみましょう。
あなたの知り合いに認知症を患っている人はいますか? いるとすれば、それはあなたにどのような影響を及ぼしましたか? こういったことを話題にして、少人数のグループで話し合ってあってみることをおすすめします。そして、認知症について自分が知っていることについて考えてみてください。

❶ **認知症を患う人々が直面している困難**
    どのようなことができなくなっていますか?
❷ **認知症を患う人々がもつ能力**
    どのようなことができますか?
    ❶とは逆に、今も「できていること」があるはずです。
❸ **個性、人柄、長所**
    どのようなことにその人らしさを感じますか?
    得意なことや、好ましく思われることをあげてみましょう。
❹ **認知症を患う人々をケアする際の問題点**
    どんなことで困難を感じていますか?
❺ **認知症を患う人々をよくケアできたと思える経験の例**
    なぜそう思うのですか?
    どんなニードを満たせたと思われますか?

症状とその人らしさ

　まず、何よりも大事なことは、1人の人間がいて、その人は認知症が引き起こす障害によって**能力が発揮できない状況にさいなまれている**と認識することです。そこから、認知症を患う人の気持ちになって行なうパーソン・センタード・ケア（☞第3章-1）が始まります。

　今できていることを探しましょう。その人に身についた得意技の片鱗が残っているかもしれません。よく観察すれば、**その人らしさ**の中に必ず何か良い点を認めることができるはずです。その個性を尊重する態度で臨みましょう。それは、ケアを受ける人の安心を脅かさない態度であり、その人が自分自身であることを肯定する態度だと言えます。

　努力することが困難なのは、認知症の症状なのです。そうとらえれば、ケアする立場である私たちは、努力が求められる分を手助けするつもりで、彼らと一緒に課題に立ち向かわなければなりません。「～ができない」ことが存在価値の否定になってはいけません。

　本人のあるがままを受け入れ、肯定するべきです。改まった言葉を使うなら、それがケアにあたる人の職業倫理です。

新しいとらえ方

> **認知症に対する古いとらえかた**
> 認知症は中枢神経系を侵すどうにもならない病であり、人格あるいはその人らしさは破壊されていく。

> **認知症に対する新しいとらえ方**
> 認知症に見られるさまざまなタイプは障害の1つのかたちであり、症状およびそれによる苦痛は、どのような社会環境、生活環境に囲まれているのか、言いかえれば、その人がどのようなケアを受けているかによって左右される。

　もちろん、私たちは認知症に対する新しいとらえ方を支持します。

認知症の"ステージ理論"へのチャレンジ

　認知症の症状を理解するのに、認知症の進行が軽度から重度までのどのステージにあるのかを知っていることは大切なことです。しかし、それは個人が置かれている状況と切り離してとらえられるべきではありません。性格や経歴、生活パターンなどさまざまな背景を知るなかで、その人を個性的な1人の人間として理解する必要があります。

> ❶　（サポートがあれば）どんなことができるか
> 　　　　得意なことは？　好きなことは？　嫌いなことは？
> ❷　興味を示すもの。お気に入りの活動
> 　　　　どんな時にリラックスして楽しんでいる様子が見られるか
> ❸　意思疎通が上手に図れる人はいるか
> ❹　思い出せること
> ❺　どのような物、あるいはどのようなことが思い出の引き金になるか

　こうした情報がなければ、認知症の病態や進行度を示す診断は、当人にとってマイナスの肩書にしかなりません。逆に、認知症のどのステージにあったとしても、1人ひとりを個性的な存在として認め、その個性を尊重した豊かなケアが提供される環境の下では、認知症ゆえ悲しみや不安を感じることなく過ごせるでしょう。

基本的ニード

　認知症を患ったとしても、心地よさや人を求める気持ちには変わりがないのではないでしょうか。誰かと感情を共有できるつながり、帰属意識、そして自分自身であること（アイデンティティー）を求めているはずです。これらはみな**基本的ニード**と呼ばれているものです。

　基本的なニードがたびたび無視され、満たされないことになれば、強い悩みや苦しみを生みます。ニードを満たすケアが行なわれなければ、認知症そのものの症状の上に、慢性的な欲求不満に対する心理・行動的な症状が重なることになるでしょう。

> 課題●2
> **あなた自身が認知症を患っているとしたら**
>
> 　認知症の徴候や症状を本人はどのように感じているのでしょう。
> 　自分には不本意な「～ができない」症状が、もしケア施設に入所している状況で起こったらどうでしょう？
>
> ❶　どんなことに不安や恐怖を感じると思いますか
> ❷　どんなとき苛立ちをおぼえると思いますか
> ❸　そのとき必要となるのは何でしょうか
> ❹　どんな手助けがあったらいいと思いますか

2. 認知症を患う人々の回想

　思い出に耳を傾けることは、認知症を患う人々に対する大切なケア的アプローチです。これまでの研究や報告をみる限り、認知症に回想法を適用したことが本人に害を与えたというような結果は1つもありません。

　現在では、認知症の進行を遅らせたり症状を緩和する薬も処方されていますが、回想法を取り入れたケアは、薬に頼らない方法として期待されています。アクティビティへの参加が薬効を高める可能性も考えらます。それを実証するために、計画の中にそうした効果を評価することを組み込んだ研究も行なわれています。

　しかし、ケアに関わるものにとってもっとも大切なことは、回想が**認知症を患う人々も個性をもった1人の人間である**ということを強く認識させてくれるということです。

　認知症を患う人々が回想アクティビティのグループに参加する場合、本人から情報を得るのが困難なときは、家族や友人の助けが欠かせません。たとえば、現役時代の仕事や趣味、どんなことに興味をもち、よく話題にしてい

たかなど、アクティビティの開始前に取材しておきましょう。

参加についてのインフォームド・コンセントも本人の意思決定が明確でないことがありますので、家族や友人に立ち会ってもらいます。

回想内容を記録として残す場合や、写真撮影をする場合も、事前にその許諾を家族や友人に代行してもらう必要があります。

3. 認知症ケアにおける回想の意義

その人らしさが守られる

回想アクティビティでは、グループ間で互いのやり取りが活発に行なわれます。回想ワーカーは、参加者がその人らしさを発揮することを大切にして、それを手助けします。

感覚刺激に対する反応がリハビリテーションに役立つ

回想アクティビティは、さまざまな感覚刺激を提供します。それに反応することはリハビリテーションの一環として評価できるでしょう。体を動かすゲームを楽しむこと、食べものを使って食事行動を再現することなどは、QOLを高めると同時に、生活行動能力の向上にもつながります。さらには、創造的な活動へと向かう可能性もひらかれます。

回想が作用する瞬間が訪れるために、思い出を下支えしてくれる具体的で確かなもの（回想トリガー）が必要です。認知症を患う人々の場合はとくに、親しみのある何かが目の前にあるということが大切です。触れたり、匂いをかいだりできれば、このチャンスはぐっと増えます。複数の感覚を刺激するトリガーは重要な道具になります。

ケアのアセスメントに活かす

回想アクティビティにおけるグループ本来の目的は、参加者が社交を楽しむことと、創造的な共同作業のワクワクするような充実感と達成感を味わうことですが、それと同時に、ケア施設の職員としては、パーソン・センタード・ケアを向上させるという大きな目的に照らして大切な情報を得るという視点も忘れてはなりません。

アクティビティをとおして参加者について新しい発見があり、より深い理解を得ることができるでしょう。それは日頃のケアの反省につながり、よりよいケアに活かすことができます。

行動の理解に役立つ

認知症を患う人々は、ちょっと面倒な存在、もしくは、何をしでかすかわからない存在として認識されているようです。というのも、ベッドをいじり続けたり、フラフラと歩き回ったり、イライラしていたり、怒っていたりするからです。そうした、一見マイナスとみられる行動も、回想とともに感情が発露されることを受けとめるなかで、行動に至るその人なりの経路が見えてくることがあります。

たとえば、ベッドのシーツを取り除いてしまうのは幼児体験の名残なのかもしれません。フラフラと歩き回るのは昼下がりに散歩に出かける健康的な習慣を今でも続けようとしているからなのかもしれません。また、怒りやすさの原因は、心の傷として残っている経験から生じる恐怖への反応にあるのかもしれません。実際、戦時中に拘束されたことがあったために、制服への恐怖感をもっていた人がいました。

> **課題 3**
> **あなた自身のライフスタイルを振り返り、習慣の意味を考えましょう**
>
> ❶ 毎日行なっている習慣をや活動を書き出してみましょう
>   もしこれらが突然禁止されたり、とりあげられたりしてしまったら、あなたはどう感じますか？
> ❷ あなたの嫌いなこと、やりたくないこと、苦手なことにはどんなことがありますか。
>   これらが毎日の生活の一部になってしまったら、あなたはどう思いますか？

4. トラウマとなっている思い出への対応

　回想が認知症ケアにも有効であることを述べてきました。しかし、認知症を患う人々は、トラウマとなる思い出から自分の身を守ることができないのではないか？ という危惧を無視していいとは考えません。

　対象者の安全は常に守られなければなりません。意思疎通が十分でない認知症のある人に対してはとくに、回想がその人にどのような影響を与えるか、観察をおろそかにしてはなりません。その後のフォローにも気を配る必要があります。

　回想アクティビティでは、時には、喪失や困難の体験についての悲しい思い出をグループ内で分かち合うこともあります。その場合は、深刻な課題を背負い込むような雰囲気にならないように気をつけましょう。人生の中にある悲哀について余裕をもって受けとめる雰囲気が必要です。

　回想ワーカーは、悲しい思い出を傾聴し、気持ちを理解した上で、ご本人には「今はもう何も心配することはないですよ」ということを伝えましょう。私たちが責任を負っているのは、参加者の過去に起こった悲しい出来事にではなく、目の前の参加者をどのように支えるか、その対応に対してなのです。

　参加者の選択を尊重し、ケアする者の基本姿勢を忘れずに柔軟な対応をすすめていけば、回想プロジェクトの参加者に突然強い苦痛を与えてしまうというようなことは滅多にありません。

　楽しかった思い出に焦点を合わせるようにすすめるのは、トラウマの再現を避けるためでもあります。アクティビティの主眼は、過去に引き戻されるのではなく、思い出を活用して、参加者がいま、興味をもって楽しめる活動を繰り広げることにあります。

5. 非言語的コミュニケーションの重要性

　これまでの経験をとおして言えることは、認知症が進行するにつれて、非言語的なコミュニケーションの重要性が増すということです。

　ありふれた会話、ちょっとしたやり取りや質問などが意味をもたなくなり、それらは、むしろコミュニケーションを混乱させて、誤解や不毛な言い争い

の種になって、イライラを募らせることになりかねません。したがって、回想への導入は**言葉を必要としないアクティビティ**から入るのがいいでしょう。

たとえば、一緒に瞑想する時間をもちましょう。黙って、自分の感覚に集中します。ただ感じてもらうだけでいいのです。言葉にしなくていい、理屈はいらないということは、何よりも人をリラックスさせます。その結果、グループの間に穏やかな空気が生まれるでしょう。

感覚が研ぎ澄まされていくと、不思議なことに感情は鎮まります。そうした状態で回想を始められたら理想的です。

実例【9】に瞑想への誘い方の例をあげました。グループで行なう前に、まず、あなた自身がそのような状態を味わってみてください。まさに非言語的に身体で知ることが大事です。

実例【9】　　　　　　　　　　　　言葉を必要としないアクティビティ

瞑想のエクササイズ

例1　布に触れて
1) 目を閉じます。
2) 自分の手の届く範囲にある布（着ている衣服、ハンカチ、テーブルクロスなど）に触れます。
3) それぞれの手触り、質感を感じてください。

例2　1粒の干しぶどう
1) 干しぶどうを1粒とり、手のひらにのせてじっくり見つめてください。
2) 指でつまんでみると、どんな感じがしますか？
3) そっとつぶしてみてください。どんな匂いがしますか？
4) 舌の上にのせてください。どんな味がするでしょう？
5) ゆっくりと噛んでみましょう。どんな食感がありますか？　ゆっくり味わってみましょう。

例3　耳を澄ます
1) 目を閉じて、耳を澄まします。

2）耳に入ってくる音のすべてを聞き取りましょう。部屋の外から流れ込んでくる音だけでなく、部屋の中の音にもしっかりと耳を傾けます。
3）体内から聞こえてくる音（あなたの息づかいや、耳鳴り、唾を飲み込む音など）も感じてください。

6. 穏やかな感覚刺激

　知覚障害が深刻な場合、感覚を刺激してくれる機会をもつことはとても大切なことです。人付き合いが少なかったり、物理的な環境面で刺激に欠けているような場合、人は刺激を求めるようになります。

　回想アクティビティは感覚を穏やかに刺激する効果があり、認知症を患う人々に小さな喜びをもたらすことが期待できます。ほっと安らげるひとときを提供して差し上げたいものです。以下、そのために留意すべきポイントをいくつかあげておきます。

適度な刺激

　リラックスした雰囲気を保ちながら、好奇心をそそる刺激をそなえた環境づくりが大切です。感覚を刺激する回想トリガーの用意、部屋のセッティングにも細心の注意を払いましょう。

　参加者の選択にまかせればいいからといって、とにかくたくさんのものを持ち込んでしまうと、目移りしてしまい、どこから手をつけていいのかわからず、グループもばらばらなまま何も始められないといったことになりかねません。

会場の設営

　必要なのは安全で居心地がよい場です。机や椅子を作業内容に適した形で並べ替えることができる、自由のきく部屋を探してください。

　"回想ルーム"としてデザインされたものもありますが、なかには、まるでタイムカプセルかと思うようなものがありました。デザインした人が選んだ時代と場所に連れて行かれたような気がしました。そのような環境は異質で、

不自然な感覚を与えるのではないでしょうか。そうした部屋の中では、できることが制限されてしまうでしょう。それは望ましいことではありません。参加者の選択に応じてさまざまな時代や、さまざまな場所や文化を反映した、自由でバラエティに富んだ活動ができたほうがいいのです。

　最初は特別なことは何もない、日常的になじんでいる場所で始めるのがいいと思います。プロジェクトをすすめるなかで必要になれば、適当な場所を見つけて会場を移動することもあり得ます。

グループの大きさ

　認知症を患う人が参加する場合は、少人数のグループで行なうほうがいいでしょう。しっかりと活動に取り組んでもらえるためには、どうしても個人的なサポートが必要になるので、できれば、回想ワーカー1人に対して参加者2人という割合で計画してください。役割分担を明確にしたコ・ワーカーの存在も重要です。

7. 無理は禁物──活動自体を目的にしない

　回想ワーカーには、複数の感覚を刺激する柔軟性に富んだアプローチを用いる能力が求められます。

　特定の感覚や刺激に固執していると、異なる感覚との間の相互作用を見落としてしまい、ユニークな活動が生まれるかもしれない可能性の芽を摘んでしまいます。

　創造的なアクティビティにすすみそうなときは、芸術性にはこだわらないようにしましょう。参加者のニードが満たされることが優先されます。ワーカーが思い描いたアートの姿を押し付けることがあってはいけません。

　認知症を患う人を含むグループの場合はとくに、いくら建設的な方向であっても、少しの無理も禁物です。自然な流れがもたらす結果を受けとめましょう。回想ワーカーの役割はそれを理解することです。

　経験上、絵をかいたり、粘土を使って何かの形をつくったりする作業が選ばれることが多いのは事実ですが、はじめからそれを仕向けるようなすすめ方はしないでください。このことは、言いかえれば、活動自体を目的にしな

いということです。

　参加者をそれぞれ1個人としてとらえ、その人についてより深く理解できるようになることが重要です。参加者が抱える障害についての情報や知識を得ておく必要はありますが、その人のできること・できないこと、好きなこと・嫌いなことについて、決してワーカーの思い込みで決めつけることのないようにしましょう。

8. 記憶の不思議

　記憶というものは千差万別です。そこにはすべての感覚が駆使されていますが、時にはある感覚が単独で作用して、ある種のことだけが突出して記憶に残る場合もあります。また、人によって得手不得手があって、たとえば、人の顔はよく覚えていても、名前を覚えるのは苦手でまったく覚えられないという人がいます。

　認知症を患う人々の記憶障害については、十把一からげにされて語られる傾向があります。たとえば「あの人たちは何も覚えてないのです」などという発言が聞かれます。しかし、これは記憶についての自らの理解の浅さを露呈しているようなものです。記憶にはさまざまなレベルや異なる質のものがあること、そして、記憶の引き出され方もさまざまであるということについて、何も考えられていないからです。

　それに、言葉を話すことができないからといって、何も覚えていないと決めつけてしまうのは大きな間違いです。

9. 評価ツール

　認知症の入所者が回想アクティビティに参加することで得られる効果を知るためには、何を評価ツールとすればいいでしょうか。言語的コミュニケーションがむずかしい参加者本人に対して、アンケートを行なうわけにはいきません。

　参加者の言葉ではないサインからそれを読み取ることが1つの方法になります。その枠組みとしてはトム・キットウッド★によって示された健やかさ

> **健やかさの指標　Indicators of Well-Being**
>
> ❶ 自分のことを主張することができる
> ❷ さまざまな感情を表現し、伝えることができる
> ❸ 自分から誰かに声をかけ、話を始める
> ❹ 優しい愛情をもっている
> ❺ 他人を思いやることができる
> ❻ 自尊心がある
> ❼ 周りにいる人々を受け入れている
> ❽ ユーモアを楽しんでいる
> ❾ 自己表現と創造性
> ❿ 喜びの表情や楽しんでいる様子が見られる
> ⓫ リラックスできる
> ⓬ 人の役に立ちたいと思っている。手伝おうとする

の指標（表）が役に立ちます。

　これらは、言語的能力や論理的思考に左右されるものではありません。具体的な行動として観察できる指標です。

　また、アクティビティの様子を収めた写真や映像（参加者の承認を得ていることが前提です）がある場合には、それらの記録が評価を裏づける客観的な証拠になるでしょう。

　認知症のある参加者であっても、時に思いがけず、言葉でフィードバックを返されることがあります。

　アクティビティによって興味が刺激され、気分が高揚しているように見えたら、「どうでしたか？」「楽しかったですか？」「どんな感じでしたか？」といったシンプルな問いを投げかけてみましょう。それに対して、「まるで家に戻ったみたいだった」とか「暖かくてほんわりとした気持ちよ」とか「昔

★トム・キットウッド　Tom Kitwood（1937-1998）：パーソン・センタード・ケアの提唱者。英国ブラッドフォード大学老年心理学教授。認知症研究グループのリーダーをつとめ、医学モデルに基づいた認知症の見方を徹底的に再検討し、1980年代末、認知症の人の立場に立った「その人らしさ」を尊重するケア実践を理論的に明らかにした。

の自分を思い出しました」とかいう感想をもらえるかもしれません。もちろん、その声を記録しておけば、貴重な評価資料になります。

10. 認知症を患う人と行なうアクティビティ

　言葉ではなく、感覚（五感および身体運動感覚）をとおして興味を誘い、楽しみながら、回想につなげていくアクティビティは、プロジェクトの最初、導入期のセッションで一般的に行なわれる方法です。健常な高齢者グループであれば、ここからワーカーの問いかけに応じながら自分たちが希望する内容を選んで次のアクティビティへとすすんでいくことになりますが、**認知症ケアとしてのアクティビティ**の場合は、そうした「発展」やグループ活動の「成果」をめざすことを意図すべきではありません。それよりも、アクティビティのその時その時に示される参加者個々人の健やかさの指標をしっかりととらえることが重要だと言えます。

　以下に、認知症を患う人々と行なうのに適したアクティビティ、すなわち言葉を必要としないアクティビティのメニューをいくつか紹介しておきます。いずれも、一般的なメニューに比べれば、単純な活動です。

思い出ボックスを使う

　手に取れる大きさの物で、回想トリガーになりそうなものをたくさん集め、それらを大きな箱（とは言っても１人で持ち運べる程度の大きさ。段ボール箱でよい）に納めます。その箱を**思い出ボックス**と呼ぶことにしましょう。

　いろいろな種類の物がランダムに入っている思い出ボックスを参加者に開けてもらい、１つずつ取り出してテーブルの上に並べていきます。そして、参加者それぞれに、自分が気に入った物を手に取ってもらいます。

自然のオブジェを使う

　自然の造形物は、感覚を穏やかに刺激してくれるでしょう。目で楽しむだけでなく、触ったり、匂いをかいだり自由な鑑賞にまかせます。小さな物はトレーの上にのせて見てもらいましょう。

　たとえば、石ころ、海岸の砂、貝殻、打ち上げられた海藻、流木、枯れ木、

松ぼっくり、木の実、落ち葉、鳥の羽根などがあります。こうした自然とのふれあいは、それ自体が快い感覚をもたらすとともに、故郷の自然や遠足で行った場所を思い出したり、子どもの頃に集めていたことを思い出したりするかもしれません。

布に触れる

さまざまな端切れや生地のサンプルを手に取ってもらい、肌ざわりなど、布のさまざまな質感を感じてもらい、好き嫌いを表現してもらいましょう。

好きな感触を見つけること、その触覚を十分楽しんでもらうことに重点を置きます。その布にまつわる思い出が自然に語られるようなら、歓迎して耳を傾けますが、こちらから思い出を引き出そうとするはたらきかけは必要ありません。

緩衝材・クッションの感覚を楽しむ

割れ物の包装や、段ボール箱の詰め物に利用される緩衝材には、最近ではとても多くの種類がみられます。素材や名称はいろいろですが、クッションになる物はどれも変わった感覚を刺激すると思われませんか？

たとえば、俗に「プチプチ」と呼ばれる気泡の粒が連続しているシートがあります。多くの人があれを手にすると、なぜか、指で1つひとつ気泡をつぶしたくなるようです。あなたも、プチッと音を立てる気泡つぶしに時間を費やしたことがあるのではないでしょうか。なぜそれが面白いのか上手く説明できませんが、リラックスできているのかもしれません。

認知症を患う人々にも同じことが見られます。さまざまな緩衝材を用意して、自由にさわってもらいます。それをどうするかは参加者にまかせます。一定時間、ちぎろうと、つぶそうと、握ろうと自由です。

こうしている感覚が何かの思い出を呼びさます場合もあれば、そこには至らない場合もあるでしょう。このアクティビティの目的は、手でいじっている作業自体を楽しんでもらうことです。何か説明できなくても、気分が落ち着くように感じられたら、それ以上すすめる必要はないでしょう。

粘土を使う

　粘土を使うアクティビティは、子どもの泥んこ遊びの楽しさに通じます。手の触感や動作は多くの感覚を刺激し、遊び心をくすぐります。創造力を発揮して作品づくりに向かう人もいるでしょう

　また、パン生地をこねる動作を連想して、食事の準備や、何かの型取りをする作業など、生活に関する思い出を呼び起こすかもしれません。その場合は次のアクティビティへと発展させることができます。

　認知症を患う人に対しては、粘土を食べ物と勘違いされないように気をつける必要があります。

　人は自分で作りあげた作品を誇らしく思うものです。粘土作品は色づけをして、展示しましょう。これは自尊心のニードを満たすケアです。

11. パフォーマンスのアクティビティ

　伝統的な五感（視覚、聴覚、触覚、味覚、嗅覚）に加え、とても大切な**第6の感覚**があります。自分の体の動きを感じる感覚です。筋肉を使う運動は、自分で意図して動かしているとは限りません。無意識に動いていることも多いのです。思いどおり動かすのと同時に、自然に動かされているということも起こっていて、それで体がなめらかに動いているのです。そうした運動が上手くいっているとき、人は健康的な心地よさを感じます。それを**身体的なコントロール感覚**と呼びます。

　自分の外部にある対象を知覚するのとは明らかに違う感覚ですが、なくてはならない感覚だと言えるでしょう。どんな経験もその時に体で感じている感覚を伴います。ですから、過去の思い出にも、五感の記憶では言い表わせない第6の感覚の記憶もあるのです。特別な思い出においてはとくにその要素が強く、この「からだ全体の感覚」は回想を呼び起こす刺激としてとても有効です。

　認知症を患う高齢者でも同じです。視覚や聴覚など五感すなわち認知機能に障害を抱えている場合でも、第6の感覚は強く残っている可能性が高いと考えられます。言葉に頼れない彼らにとって、世の中と渡り合っていく上で欠かすことのできない大切な残された部分であり、それが彼らの今の生活を

支えているのです。

　第6の感覚を刺激するパフォーマンスのアクティビティは、話すことではなく、動作、アクションに注目して計画します。認知症を患っている人々にも可能です。

アイデア と ヒント
回想アクティビティのメニュー **101** 種

回想アクティビティのすすめ方の実際については、実例【1】～【9】で紹介しています。ここにメニューとして掲載するのはその追加です。本文でも述べたように、回想は1つとして同じものはありません。アクティビティも同様です。テーマもすすめ方もアイデア次第、バリエーションは無限です。これをヒントにして、読者は、それぞれの事情に合わせて無理のない展開のしかたを考えてください。メニューはさらに豊かなものになるでしょう。

大まかな難易度を★の数で示しました。
- ★　シンプルで容易（導入期に適当）
- ★★　一般的な参加者に無理なく実施可能
- ★★★　やや高度（成熟したグループ向き）

付 INDEX
アクティビティの分類と
特徴別メニュー一覧

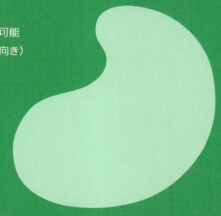

メニュー 1 ★ 好きなものを選んでください

　実例【2】（第2章49頁）と似た内容ですが、回想トリガーを写真や絵に限定しないで、あまり大きくなく手に取れるもの（オブジェ）に拡大して行なうアクティビティです。

　回想トリガーの意味やその背景は無限の広がりをもちます。参加者の感じ方や興味は、決して一様ではありません。オブジェには多様な側面があり、それがさまざまな思い出と関係していることを知ることができるでしょう。回想アクティビティになじんでもらう必要がある導入期に、もっともよく行なわれているアクティビティの1つです。

用意するもの
手頃な大きさの回想トリガー。できるだけ多彩に10〜20程度

すすめ方
1) 回想トリガーを、参加者に手に取ってもらいます。
＊部屋の真ん中に置いたテーブルの上に並べてもよいし、1つずつ、あるいは数個を載せたトレイを参加者が手渡しで回すようにしてもよいでしょう。
2) 見て、触れて、道具であれば実際使ってみてもらいます。
3) その後で、「好きなものを選んでください」と言って、1人ひとり、"お気に入り"を決めてもらいます。その際、それに関連して、ここにはない懐かしいモノが思い出されたら、それも"お気に入り"に追加するように伝えます。
＊参加者同士が話し合うのでなく、個々人の選択にまかせます。
4) 参加者全員が、選んだ"お気に入り"を手にとって発表します。それを選んだ理由も話してもらいます。追加の"お気に入り"（懐かしく思い出されたモノ）があれば、それもあげてもらいます。

メニュー1　好きなものを選んでください

> 5）ワーカーは、それを記録して回想トリガーのリストを作成します。
> ＊それは、次回のセッションの内容につなげることができます。

　この活動では「正しい答」を引き出すことが目的ではありません。それよりも、思い出を刺激したり想像力をはたらかせてくれたりする回想トリガー自体の力をできるだけ引き出していくことに重点を置きます。
　グループによっては、選択することをむずかしく感じる参加者がいるかもしれません。そういうときは、**1つひとつをグループ全員で見ていく方法**をとることもできます（時間がかかるので、そのぶん提示するトリガーの数は限られてくるでしょう）。

回想トリガーとなるもの（オブジェ）の例
家庭用品…洗濯板、洗濯ばさみ、石けん箱、魔法瓶、目覚まし時計
食べもの…駄菓子、ゼリービーンズ、キャラメル、即席ラーメン
遊具…縄跳び、カラーボール、人形、ブリキ玩具、ベーゴマ
学校…筆箱、黒板ふき、運動会の鉢巻き、給食の食器、教科書
健康、衛生…家庭用置き薬、歯磨き、氷枕、バリカン
ファッション…カーラー、海水着、ヘアバンド（カチューシャ）
趣味、娯楽、旅行…レコード、ラジオ、カメラ、ボストンバッグ、水筒

メニュー 2 ★ 布地を選ぶ楽しみ

　言葉で促すのでなく、感覚にはたらきかける回想アクティビティの例です。思い出がなかなか出てこなかったりして劣等感をもつこともなく、話すことが苦手、あるいは言葉で表現することが困難な参加者が除け者になることもなく楽しんでもらえるでしょう。

　昔は布地を買える小売店が普通にありました。洋裁をしていた女性なら店で布地を選ぶ楽しみを経験していることでしょう。自分の好みによる「選択」を楽しんでもらうことに重点を置きます

用意するもの
いろいろな種類の布地や服飾素材

＊服の切れ端や、生地見本、古着の利用でもかまいません。手頃なものとしては、たとえば、毛の手袋やナイロンのストッキング、糊づけされた襟、レース、シルクのスカーフなどがあります。錦織りやサテン、クレープ、シフォンなど、織りの違いを意識して集めます。織りのバリエーションだけでなく、毛糸のニットや皮革や毛皮も加えましょう。

＊男性ファッションにも気を配って、たとえば厚手のツイードは必ず含めるようにします。そうすれば、グループ内に男性参加者がいたとしても疎外感を与えないでしょう。

すすめ方
1）用意したすべての素材をテーブルに並べます。

＊きちんと整理された並べ方よりも、乱雑に広がっていたほうが、バーゲンセールの品選びのようにリラックスできるでしょう。

2）積極的に布地に触れてもらいます。

3）参加者それぞれに自分の好きな素材を選んでもらい、その感触について1人ひとり感想を尋ねます。

＊どの素材を選ぶかは参加者にまかせます。その感触をどんなふうに表現するかも自由です。
＊布地選びが、何かを思い出すきっかけになるかもしれません。自然に語られる回想は歓迎します。

　普段着だったり、晴れ着だったり、憧れのファッションや流行の変化が話題になることもあります。裁縫の経験がある人なら、その時の気持ちや感情が舞い戻ってくるのではないでしょうか。しかし、このアクティビティでは、そうした思い出をすべての参加者から引き出す必要はありません。もっとも大切なのは、選ぶ楽しさを感じてもらうことです。

「エプロン」を回す方法
　集めた素材をテーブルの上に広げるのではなくて、それらの切れ端を縫い付けたエプロン（1人で手にとるには、それくらいの大きさが適当です）を作り、それを回覧するという方法もあります。

メニュー 3 ★ 写真を一緒に見ましょう

　昔の写真を見てもらうことは、回想を促す方法として一般的によく行なわれている方法です。ただし、視覚に訴える場合の前提として、参加者全員に視覚障害がないということを、前もって確認しておきましょう。
　アクティビティへの導入として紹介した実例【2】と似ていますが、初回のセッションではなく、参加者がグループに慣れて、ある程度テーマが絞り込まれた段階で行なうアクティビティとして紹介します。

用意するもの
選ばれたテーマに合った写真や印刷物。30〜40枚
＊よく選ばれるテーマは家庭生活、街並み、働く人々、行楽、交通、ファッションの流行、季節の行事、趣味、夏休み、学校生活などですが、人生を彩るさまざまな側面をできるだけ多く取り込むようにしましょう。また、田舎の風景や海、丘、山、湖、滝や河など自然の風景が写った写真も加えることをおすすめします。こうした景色は、知らない土地のものであったとしても、自然はよく似たものですから、参加者はそれぞれ自分なりに思い出を引き出すことになるでしょう。
＊ワーカー自身が写っている写真を数枚含めるのもいいアイデアです。将来のセッション時に、参加者自身の写真を持参してもらうように呼びかけるきっかけにもなります。

すすめ方
1) 写真をグループ内で回覧してもらいます。
＊1枚ずつ隣に手渡してもいいですし、5〜10枚が入ったファイルに分けて、それを順に回覧するのでもかまいません。
2) 回覧しながら参加者の間に会話が生まれてくるのを待ちます。
＊この活動は、参加者に人生について語り合うことのできる機会となることを重視します。思い出を試すテストにしないように。リラックスして社交活動を楽しんでもらいましょう。

グループを2つの小さな組に分けて（ワーカーとコ・ワーカーがそれぞれを担当します）行なうのもよいでしょう。少人数にすることで親密さが増して、より会話がはずむ可能性があります。

メニュー 4 ★ 回想スライドショー

　写真（プリント）の代わりにスライドを使うこともできます。媒体が変わると、見る体験も変化します。スライド映写機がなくて上映できなくても、パソコンを使えば、スライドショーにして画像を提示することができます。

　手に取って見られるプリントを回覧するのに比べると、社交的な雰囲気は生まれにくく、参加者同士の会話も活発にならないかもしれません。しかし、映し出された画像は細かな点の隅々まで見てもらえますので、見る集中度は高まります。

　何か話してみたい内容が出てきたときには、画像を見ながら話してもらってかまいません。

　部屋を暗くしてスライド映写機（昔は「幻燈機」と呼びました）を使うことができれば、それ自体が回想を促す体験になります。家や学校、また社交クラブでの映写会の思い出が話されるかもしれません。

メニュー 5 ★ 何か持ってきてください

　参加者に自分の持ち物をセッションに持ってきてもらうアクティビティです。「好きなものを選んでください」（メニュー 1）や「写真を一緒に見ましょう」（メニュー 3）のアクティビティに続くセッションに適しています。

　参加者には、適当なものを探すために、セッションとは別に時間をとってもらう必要があります。

すすめ方

1) 自分にとって特別なもの、大切に保管しているものにはどんなものがあるか、グループで話し合ってもらいます。

＊たとえば、何かの記念品、賞状、トロフィー、プレゼント、証書、写真、本、レコード、映画のパンフレット、ポスター、お宝（コレクション）、旅行先のお土産、服、宝石などがあるでしょう。

2) 頃合いをみて、次のセッションに持ってきてもいいと思うものをあげてもらいます。

3) 次のセッションで、持ち寄られたものを拝見します。持参した人は、それにまつわる話（なぜそれを大切にしているのか）を披露します。

　とても大事にしているものや個人的な思いが強いものは、グループの前に出すのをためらう人もいるでしょう。もし参加者がこうした品々をグループに見せてもいいと決めてくれたのであれば、それはとても光栄なこととして受けとめなければなりません。必ず、敬意とともに感謝を表わしましょう。

　持ち寄られたものはすべて、貴重な私物です。取り扱いには細心の注意を払いましょう。

メニュー 6 ★ 音楽鑑賞会

　参加者の年齢から推し量って、全員が知っていそうな音楽を流します。まずは楽しんでもらうことをねらいとした**オープニング・アクティビティ**に適しています。

　全員の好みが一致するとは限らないので、何種類かジャンルの異なるものを用意しましょう。流す順序（プログラム）を計画して鑑賞会に招待するという趣向です。

　昔のレコードやカセットテープを聴くには、そのためのプレーヤーを準備する必要があります。今ではその装置自体が思い出の世界に入りつつあります。装置の調達がむずかしければ、デジタルデータ化された音源を現在使用中の機械で聴くのでもかまいません。

　このアクティビティのテーマは、音楽を**聴く**ことです。

　演奏は最近のもの（流行歌なら、最近の歌手がカバーしたもの）を使ってもいいのですが、アレンジが効き過ぎているものは避け、オリジナルに忠実に作られているものを選んでください。

メニュー 7　★ 好きな歌や曲

　知っている曲や気に入っている音楽というものは、日々の生活のさまざまな場面と深く関係している場合が多く、その人を知るうえでとても重要な要素です。プロジェクトの序盤で、参加者はどのような類いの音楽や曲が好きなのか、とらえておくようにしましょう。そのためのシンプルなアクティビティです。

すすめ方
1）好きな歌や曲を思いつくままにあげてもらいます。
＊参加者全員に向かって呼びかけます。1人ひとり順に尋ねることはしません。
＊とくに「昔を思い浮かべて」と条件を付ける必要はありません。それよりも、現在流行している音楽について質問されたと誤解されないように、「昔の歌でもいいですよ」と付け加えるといいでしょう。
2）それに付随して、歌手や演奏家の名前があがったり、楽しみ方（テレビ、コンサート、レコード、カラオケ、コーラスなど）が話題になったりして盛り上がったら、その流れにまかせて、話し合いを楽しみます。
3）ワーカーは、参加者からあがった曲目のリストを、全員に見えるように、白板などに大きく書き出していきます。
＊その際、大まかな分類があったほうがいいでしょう。

　リストアップされた曲目の入ったCDなどを見つけるのはそれほどむずかしくないでしょう。できるだけ手に入れて、後日のセッションの始まりと終了を彩るBGMに使いましょう。

メニュー 8 ★ クラシックの名曲

　シンプルに音楽に耳を傾けるアクティビティです。

　目を閉じて、ただ聞くことに集中してもらいます。それ以外に特別な作業は必要ありません。歌曲であれば歌詞に聴き入る人もいるかもしれませんが、詞の内容について話し合うことはしません。

　取り上げる音楽は、まずは有名な曲で、長過ぎないものにしましょう。交響曲なら1つの楽章くらいが適当です。できるだけ良いオーディオ装置（スピーカーが独立したミニコンポ以上のもの）を用意してください。CDラジカセでは役不足です。（☞メニュー 41）

　クラシック音楽というと、むずかしく感じる参加者もいるでしょう。しかし、たとえばベートーベン「第五（運命）」、シューベルト「未完成」、モーツァルト「アイネ・クライネ・ナハト・ムジーク」、ヨハン・シュトラウス「美しき青きドナウ」などは、聴けば誰でも知っているのではないでしょうか。じっくり聞いた経験がない人たちの背中を押してあげて下さい。古典的な名曲は、静かに聞き入る時間をもつだけの価値があります。

　筆者（バーニー・アリゴ）の経験では、ベートーベンの交響曲第六番「田園」の最終楽章（9分半）を聴いたセッションでの、グループで静かに聞き入る様子と、聴き終えた後の感動に浸って晴れ晴れと満足した表情が忘れられません。

　音楽に合わせて体を揺すったり、手足を動かす人もいます。中には立ち上がって踊りだす人が出てくるかもしれません。このように沸き上がってくる気持ちというのは大切にされるべきです。他の参加者の鑑賞の妨げにならないような気配りは必要ですが、制限しないで**音楽に身をゆだねる感覚**を楽しんでもらいましょう。

　ダンスや身体運動が多く見られたら、次のセッションでは体を動かすアクティビティを計画するといいでしょう。（☞メニュー 42, 43）

メニュー 9　★ 無人島に好きな音楽を持って行くとしたら

　もし、あなたが無人島に1人でいたとすれば、その静けさの中でどんな歌や曲を聴いてみたいと思うでしょうか？

　参加者にそう問いかけて、しばし瞑目して考えてもらいます。そこで思い出される音楽は、きっと大切な人や場所とつながっています。人生の懐かしい場面や時代背景を思い出させてくれる歌や、幸せや喜びを与えてくれるもっとも好きな曲をあげてもらいましょう。

　曲を選ぶのは少々時間がかかるかもしれません。回想トリガーとしてレコード、歌手の写真、演奏会のプログラムなどを用意して、それを見てもらうことから始める手もありますが、それらにとらわれて選択の幅が狭くなるのはよくありません。

すすめ方
1) 参加者が自分の好きな音楽をさまざまに思い浮かべ、無人島に持って行きたい音楽のリストを作ります。
2) 次のセッションまでに、それが聴けるCDを探し出し、あるいは音源を録音したりしておきます。
3) それを全員で鑑賞するセッションをもちます。

＊それだけでもよいのですが、さらに一歩すすめて、グループ版ラジオ音楽番組を制作するという、創造的なアクティビティ（☞メニュー88）をめざしましょう。

＊その番組はグループで聴いて楽しむだけでなく、施設に提供して他の人たちに聴いてもらうこともできます。

メニュー 10 ★ 自分の名前にまつわる話

　人は名前とともに人生を送っています。自分の名前について考えたことのない人はいないでしょう。名前は、その人にとってかけがえがなく、もっとも大切に思っているものの1つに違いありません。

　オープニングのセッションで自己紹介はひととおり済んでいるわけですが、それとは別に、参加者に自分の名前について語ってもらう機会を提供するアクティビティです。

　このアクティビティによって参加者の名前がより印象づけられ、メンバー同士が名前を覚えていくのにも役立ちます。名前を覚えることは、グループ活動ではとても大切なことです。名前を呼び合ってこそ親しさが生まれるのです。

すすめ方

参加者1人ひとりに、に自分の名前にまつわる話を語ってもらいます。

- 名前の由来
- 名付け親
- その名前が選ばれた理由
- 姓（家）の歴史
- 名前の意味（字義）
- 自分の名前をどう思っているか
- 同姓同名の人
- 通称、愛称、あだ名

など、名前に関して思い浮かぶことであれば何でも自由に。

＊名前のどの部分でも構いません。姓や名だけでなく、愛称やニックネームについてのエピソードでもいいですし、「別の名前で呼ばれたい」というような願望が語られるのも面白いと思います。

話すことがたくさんある人もいれば、そうでない人もいます。自分の名前に対して、個人的にとても大きな意味を感じている人もいれば、たいした重要性を見いだしていない人もいます。それはどんなテーマでも同じことです。

　どんな内容であっても、参加者が個人的な内面を偽りなく語る機会となることが重要です。そうすることで、自分の個性を再認識して、アイデンティティーをいっそう感じてもらえるのです。ただし、プライバシーに関わる話を強制することがあってはいけません。

発展性のあるテーマ

　このアクティビティは導入期のセッション用に考えられたものですが、場合によっては話したいことがたくさんあり過ぎて、時間が足りなくなるかもしれません。その場合は、メインのアクティビティとして次回に続けることにすればいいでしょう。

　名前の付け方は、時代背景、家族、地域、宗教、文化などと強く関係しています。それらの要因はいずれも、興味深いテーマでもあります。つまり、名前は、さまざまな話題に発展していく可能性をもったテーマなのです。

メニュー 11 ★ グループの仲間意識を高めましょう

　グループとしてのつながりが強くなってきた段階のセッションに組み入れるべきアクティビティです。

その1　グループに名前を付けましょう

　それまでは単に「回想グループ」でしたが、グループに独自の名前を付けることを提案します。どんな名前がいいか、全員で話し合います。

　そこでは、グループの特徴について考えることになります。それを一言で表わすいい言葉が見つかれば、グループは盛り上がります。

　ただし、ワーカーの意見でリードしてしまわないように気をつけてください。この意思決定の過程はすべての参加者が参画していることが重要です。参加者が下した決断に関しては、どのような内容でも尊重されなければなりません。

　これまでに実際にあった名前の例をあげると、「思い出通り」「過去新聞」「あのころの日々」などのほかに、「思い出すことさえ忘れていたよ」「リサイクルされたティーンエイジャー」などユーモアあふれる命名もありました。

　1回のセッションでは終わらず、宿題にして次のセッションで決定することにしてもいいでしょう。

　いったんグループ名が決定したら、以降、この名前でグループを呼んでいきます。

その2　グループの歌

　グループの名前と同様、グループのアイデンティティーを高め、グループの仲間意識を育てるのに役立ちます。

　自分たちの好きな歌を「グループ歌」に決めて、セッションの始まりと終わりに全員でうたいます。グループ意識が高まれば、うたいながら

腕を組んだり、手をつないだりするようになり、いっそう楽しい会になるでしょう。

1つではなく複数用意して、グループ歌の1番、2番、…とされてもかまいません。どの歌をうたうのかは、その日のお楽しみとなります。

よくうたわれる歌としては、「青い山脈」「しあわせなら手をたたこう」「故郷」「赤とんぼ」「カチューシャ」などがあります。

しかし、これらがすべてのグループに適しているとは限りません。グループ独自に、どんな歌が自分たちに適しているか、じっくりと探しだしていくのも意義深いことです。歌を選定するアクティビティ（☞メニュー7、26、28、29）を経た上でグループの歌を決定するのが効果的です。

メニュー 12 ★★ アルバム写真などを持ち寄って

「何か持ってきてください」（メニュー5）と似ていますが、この場合は、導入のためのアクティビティではなく、テーマに沿った展開を促す方法になります。

セッションのなかで、あるテーマが話題にのぼったタイミングで、その思い出に関係したアルバム写真や、スクラップブック、記念品などが残っていないかを問いかけます。そして、「何か」ではなくて「写真があったら見せてください」と、より具体的な依頼のかたちにして、参加者の了解を得ます。

自宅に戻った参加者はそれらを探し出して次回のセッションに持ち寄ります。そして、それにまつわる話を披露します。

メニュー 13 ★★ 写真の中の本人探し

　何かの集合写真や、そうでなくても大勢の中の1人として自分が写っている昔の写真を持ち寄って楽しむ活動です。
「私はどこにいるでしょう？」
と、写真の中の本人が出題者となり、他の参加者に探してもらいます。
　小さい頃の写真ほど探し出すのがむずかしくなりますが、面白さは増すものです。ワーカーとコ・ワーカーも一緒に探しましょう。
　本人探しの後は、その写真はいつどんな時に撮られたものなのか、思い出を話してもらいます。

メニュー 14 ★★ 「夜」の楽しい過ごし方

　楽しい過ごし方といっても、その考え方は人によってさまざまです。子どもの頃の「夜」というテーマを提案して、それに関連した活動をいろいろとあげてもらい、思い出を誘う題材やテーマ（サブテーマ）をリストアップしていくアクティビティです。

すすめ方

1）「子どもの頃、夜、寝るまでの時間をどのように過ごしましたか？ どんなことが楽しみでしたか？」と問いかけます。夜の静かさや暗さ、星空など、今とは違った昔の夜のことならどんなことでもいいということも付け加えます。

＊外食や映画を観に出かけたというような華やかな思い出に偏るのを防ぐためです。そのような経験はできなかった人がいるかもしれません。そういう人が話題に加われずに、暗く寂しい思いを募らせることのないように配慮する必要があります。

＊特別なことが何もない静かな夜のことが今では懐かしく思い出されたら、むしろ、それこそが意義深いことではないでしょうか。

2）寝床に入って眠るまでのことについても尋ねてみましょう。

＊お父さん、お母さんと一緒の布団に入った人もいるでしょう。

＊布団の中での遊びや、目をつむって空想にふける楽しみもあったのではないでしょうか。

＊抱いて寝たぬいぐるみや、枕元の電気スタンド、夏の夜の蚊帳、冬の夜の湯たんぽなどもいい話題になりそうです。

メニュー 15 ★★ 寒い冬、暑い夏

　家の中の暮らしに目を向けて、昔のことが懐かしく思い出される話題の1つが「季節感」です。とくに、**暑さ・寒さ対策**の昔と今というテーマはおすすめです。冷暖房が完備された住まいからは消えていったことの1つひとつをあげていくと、かつての**冬の寒さ、夏の暑さの感覚**までが思い出されてくるでしょう。

　まずは、冬のこたつ、火鉢、湯たんぽ、綿入半纏、豆炭あんか、夏の団扇、扇風機、蚊帳などの手段を思い浮かべて、その効果について話し合うことになるでしょう。

　冬は、お風呂に入って体が冷めないうちに布団に入ったとか、兄弟背中を合わせて寝たとか、夏なら、行水のあと浴衣を着たとか、板の間で寝たとか、それらも立派な対策です。なつかしいエピソードとともに話し合っていきましょう。

　厳しい暑さ、寒さは、もちろん防ぐべきものでしたが、暑いからこそ、寒いからこそ楽しみが大きかったこともありました。今では季節に関係なくアイスクリームを食べますが、夏にしか食べられなかった頃のアイスキャンディーやかき氷の美味しさは格別だったのではないでしょうか。冬の寒い夜の熱い紅茶の味を思い出す人もいるでしょう。そのように、**季節特有の味わい**に話が移っていくなら、それはそれでいい展開です。

　話し合いの結果は、夏と冬に分けて、昔の暮らしの工夫、風物、懐かしい思い出のリスト（一覧表）にまとめます。

家・住宅の思い出とプライバシー

　家・住宅は回想の有力なテーマです。自分が育った家のことは誰しもよく覚えているものです。しかし、グループで思い出を分かち合うべき回想アクティビティの話題に取り上げるにあたっては、注意が必要です。昔のままの同じ家に住み続けている人は少ないと思いますが、これまで

に住んだ家という話題になると、経済的な豊かさも関係した個人的な事情にふれることになり、参加者全員がオープンに楽しく語り合うことにはならない可能性があるからです。「家の履歴書」は個人のプライバシーなのです。話を無理強いすることがあってはいけないし、自慢話になることもよくありません。

メニュー 16　★★　お洒落を楽しみましょう

　帽子、手袋、スカーフやバック、アクセサリーなど、お洒落を楽しめるものを何種類か用意して、グループの前に並べ、気に入ったものを実際に身につけてもらうアクティビティです。

すすめ方
1) 参加者は自分の好きな組み合わせを選んで身につけます。
2) 着飾っている参加者に、お洒落した気分と、そのように着飾って「どこへ出かけていくのですか？」あるいは、「いまどんな場所にいると想定しているのですか？」と話しかけます。

＊話を過去に向ける必要はありませんが、若かりし頃の自分に戻って考える人がいるものです。また、自分が本当はなりたかった別人の世界に浸る人もいるでしょう。

3) たくさんのものが用意されていて、全員が同時に着飾ることができたなら、しばらくは相互にお洒落を鑑賞する時間を取りましょう。

＊服装やお洒落に関心のあるグループなら、参加者による「ファッションショー」にすることも可能です。ただし、参加者がそれを望んだ場合に限ります。

メニュー 17 ★★ カメラに向かってポーズ

「お洒落を楽しみましょう」（メニュー 16）につづけて楽しめるアクティビティです。着飾った参加者にポーズをとってもらい、記念写真を撮ります。

用意するもの
撮影用のカメラ

すすめ方
1) 撮影するには参加者の承諾が必要です。
2) 参加者には、着飾って出かけたことを想像して、こことは違う場所にいるつもりになって、カメラに向かってポーズをとってもらいます。
＊なかには、ポーズを決めたことで役柄になりきり、カメラに向かっていろいろな動きを演じて、たくさん撮ってほしいと言う人も出てくるでしょう。特定の人に時間を取り過ぎて時間が足りなくなるのでなければ、満足のいくまでシャッターを押してあげましょう。
＊カメラマン役は、ポーズに注文をつけるようなことを言わないでください。大げさなポーズであれ、控えめなポーズであれ、本人が決めたことを尊重します。「もっっとこうしたら」とかのアドバイスもいりません。

この活動で重要なのは写真の良し悪しではなく、本人が自由に演じることです。

メニュー 18 ★★ バッグを一杯にしましょう

【実例-1】(第2章47頁) と似ていますが、これを行なうのは、その次の段階になります。

用意するもの
ブリーフケースやバッグ、旅行かばん
＊買い物を入れるためのものではなく、通勤、通学、旅行など、目的に応じて携行するバッグやかばんです。遠足に使ったリュックサックなども考えられます。
＊参加者全員が話に加われるように、特殊な形状の物は避けます。

すすめ方
1) 提示したバッグやかばんの用途を言って、学生時代の持ち物、仕事や旅行など、テーマを決めてから始めます。
2) グループ内でバッグを回してもらい、このバッグの中にはどんな物が入っていたか話し合います。

＊ワーカーも話し合いの輪に加わってかまいません。

　バッグの中身を思い出しながら、テーマに即した思い出であふれさせることができれば成功です。

メニュー 19 ★★ 遠足のリュックサック

　子どもの頃、学校の遠足や家族でのピクニックに使われたリュックサックを回想トリガーにしたアクティビティです。

用意するもの
子供用のリュックサック（昔の製品が望ましい）

すすめ方
1）空のリュックサックをグループ内で回しながら、遠足やピクニックの思い出話を自由に交わしてもらいます。
2）その後で、再度このリュックサックに注目を促し、
「この中に必ず入れて持っていきたいものは何ですか？」
と問いかけ、参加者1人ひとりに答えてもらいます。
＊お弁当であればその中身、お菓子であれば商品名など、できるだけ具体的な1つひとつを思い出してもらいましょう。

メニュー 20 ★★ 子どもの頃、大好きだったお菓子

　子どもの頃、大好きだったお菓子のことはよく覚えているものです。おやつに食べたお菓子や遠足に持っていったお菓子をあげていくと、それに伴ってたくさんの思い出が呼び起こされることでしょう。

　コンビニやスーパーでパッケージ商品や袋菓子を買うようになって、今では「お菓子屋さん」と呼ばれた店を見なくなりました。お菓子屋さんではどんなお菓子が売られていたでしょうか。

すすめ方
1）子どもの頃に食べたお菓子を思い出すかぎり、あげてもらいます。
＊駄菓子屋で売られていたお菓子を思い出す人もいるでしょう。縁日の屋台、行商、紙芝居などの思い出につながるものや、自家製のおやつでもかまいません。
2）それらを書き出して、「大好きな」「懐かしい」お菓子のリストをつくります。
3）その中から自分が好きなお菓子を1つ選んで、それについて思い出すことを話してもらいます。
＊参加者1人ひとり全員に話してもらいましょう。

メニュー 21 ★★ 好きなお菓子を選んで、賞味しましょう

用意するもの
昔懐かしい駄菓子や、おやつ用に買い置きされていたお菓子類
＊インターネットで調べると、今でも売られているものがかなりありますので、それらを調達すればいいでしょう。

お菓子をのせるトレイ
＊トレイには、スーパーやコンビニに現在出回っている袋菓子や新しい商品も、適当に混ぜておくようにします。

すすめ方
1）いろいろなお菓子を載せたトレイから、参加者1人ひとりに好きなものを選んでもらいます。
2）選んだ理由を尋ねます。
＊味覚や食感の好みだけでなく、かわいらしい形や、色鮮やかな包装紙が気に入ったというのでもかまいません。このアクティビティは目の楽しみも重要な要素です。
3）次に、それを賞味してもらい、感想を述べてもらいます。
＊もしかすると、見た目は昔と同じでも、味は少し変わってしまっているかもしれませんが、それでもいいのです。それも話の種になります。
＊失われてしまった「味わい」に思いをはせましょう。

　参加者の中には、味について論評したり、自分の好き嫌いで優劣を示そうとしたりする人が出てくるかもしれませんが、それについて意見を出し合う方向に流れるのは望ましいことではありません。そのお菓子にまつわる楽しい思い出（ときには、買ってもらえなくて悲しかった思い出になるかもしれませんが）をグループで分かち合うようにしましょう。

お茶を用意して、そのままティータイムにするといいでしょう。

メニュー 22 ★★ 駄菓子屋さん

　回想グループでよく取り上げられる話題の1つに地元の駄菓子屋さんがあります。その思い出を分かち合ったグループが、さらに楽しみを追求するアクティビティです。

　今でも、昔ながらの駄菓子がかなり売られていますので、探してみましょう。パッケージが変わっている可能性があります。材料や味付けも変わっているかもしれませんが、それでもかまいません。「似たようなもの」であればいいのです。それらを買い集めて、みんなで味見してみましょう。

すすめ方

1) まずは目で「鑑賞」してから、「賞味」します。
2) 賞味しながら、その感想を話し合います。

＊今ではもう味わうことのできない味が思い出されたり、手に入らなかった駄菓子のことが気になったりもするでしょう。
「そのお菓子の名前は？」
「値段は？」
と、話題はいくらでもふくらませることができます。

　ワーカーは、参加者全員が支障なく参加できるかどうか配慮する必要があります。たとえば、糖尿病でお菓子を口にできない参加者がいる場合は適当ではありません。

メニュー 23 ★★ 大好きな食べもの

　大好きな食べものを思い浮かべてもらうアクティビティです。導入のしかたには、以下の2つが考えられます。

すすめ方-1　何ものっていないお皿を見せて

1）「このお皿の上にどんな食べものがのっていてほしかったですか？」と問いかけます。
2）参加者1人ひとり全員に答えてもらいます。

すすめ方-2　特定の年代やトピックに焦点をあてて

1）小学生の頃、10代（中学・高校時代）、20代のように、特定の年代に焦点をあてて、その頃の食べものを思い出してもらいます。
2）さまざまな条件を提示する方法もあります。たとえば、家庭の味、外食や特別な日のご馳走、学校給食、…というふうに。
＊幾通りもの質問のバリエーションが考えられます。

　このように質問と答えを繰り返していくことで、**大好きな食べもののリスト**を作る活動をめざしましょう。それらの**絵をかく**ことも楽しいアクティビティになります。さらに、

　　リストに絵を添えて画集にする
　　年代順に並べて食生活の変遷を表わしたポスターを制作する

など、創造的な共同製作に発展させることも可能です。

メニュー24 ★★ 「すいとん」の食事会

　高齢者のなかには戦争を体験した方もおられます。「食糧難」は戦中、戦後の辛い思い出に違いありませんが、「いつもお腹を空かせていた」頃の食べものの記憶は強烈で、食べものがテーマになった回想グループでは、今ではほとんど作られることも食べられることもなくなってしまった料理のことが必ず話題に上ります。飽食の時代と言われる今日、そんな昔の貧しい食事が、かえって健康食として見直されたりもしているので、暗い話になることもないようです。

　貧しかった時代のその食卓について話が弾んだら、次のセッションの計画として、メニューを再現するアクティビティを提案してみましょう。

　それらはグルメ料理ではないし、当時の再現であればなおのこと、簡単に作れるはずです。材料や道具もすぐそろえることができるでしょう。

　その定番が水団（すいとん）です。

　ほとんどの人が食べたことがあり、「嫌い」と言う人に出会ったことがありません。

このアクティビティの主眼

　このアクティビティの回想トリガーは「すいとん」です。それはオブジェでもあります。さらに、食べて味わうことによって楽しさは倍加します。話し合いが盛り上がればいいのです。ですから、主眼は食事会にあります。

　料理を作ることを主眼とするアクティビティについては、メニュー89の「回想料理ショー」をご覧ください。それは、「美味しい料理」をめざして全員が協力して献立から考える、より高度なアクティビティになります。

メニュー 25 ★★ 好きな匂い、懐かしい匂い

匂いや香りは強力な回想トリガーです。（☞第5章-2）

すすめ方-1 「好きだった匂い」を話題に話し合う

* 「懐かしい匂い」という問いかけ方もありますが、あがってくる答えは微妙に違ってくるようです。どちらでもかまいません。
* どんなふうに好きだったのかを表現してもらうと話が盛り上がります。
* 今の感覚では受け付けない「なぜあんな匂いが好きだったんだろう？」というものもあります。たとえば、昔の男の子の多くは、ガソリンエンジンの排気が大好きだったものです。あるいは、「お父さんの煙草の匂いが好きだった」という人もいるでしょう。

すすめ方-2　今ではかぐことのできない匂いをリストアップする

すすめ方-3　匂いを実際にかいでもらう

* 物は隠して（あるいは、目隠しをして）、まずは匂いだけかいでもらうようにするといいでしょう。
* たとえば、石けん・洗剤、ソース、チューインガム、ココア、紅茶、肉桂、のしいか、かんな屑、経木、天花粉、化粧品、薬、蚊取り線香、麦わら、火薬（花火）、インク（万年筆）、モチの木の葉っぱ（折るとリンゴのようないい匂いがする）などであれば、用意するのもそんなにむずかしくはないでしょう。

このアクティビティで気をつけなければいけないのは、参加者の中に嗅覚が鈍かったり、記憶障害があったりして、それを気にしている人が

いるかもしれないということです。その場合は、テストやクイズのような趣向は控えなければなりません。

メニュー 26 ★★ 童謡、唱歌…心に染みる日本のうた

「うたう」ということは、人間にとってとても重要です。歌のない生活は考えられません。もしそんなことになったら、どんなに寂しいことでしょう。当然、回想アクティビティにおいても不可欠な要素です。「歌は世につれ、世は歌につれ」と言われるように、その時代時代に広く知られ誰でもうたえる歌がたくさんあります。また、人それぞれに好きな歌があり、愛唱歌には大切な思い出が伴っているものです。

「日本のうた」と呼ばれている童謡、唱歌は、昭和に育った人たちにとって、強力な回想トリガーとなることは間違いありません。愛唱歌を尋ねると、ほとんどの人が、必ずその中に童謡、唱歌が1つや2つは入っています。

　参加者全員でうたいましょう。

すすめ方のバリエーション

1 参加者の記憶に残っている童謡、唱歌をリストアップする時間をしばらくとってから、全員がうたえる歌を選んで、メドレーでうたう

2 テーマごとに愛唱歌を募る
＊たとえば季節。四季のある日本では定番のテーマです。春のうた(「春の小川」「花」「朧月夜」…)、夏のうた(「夏は来ぬ」「浜辺の歌」「夏の思い出」…)、秋のうた(「紅葉」「虫のこえ」「里の秋」…)、冬のうた

（「冬景色」「雪」「冬の星座」…）など、季節の情感をたたえた名曲があがるでしょう。
＊それ以外にも、仕事（「村の鍛冶屋」「茶摘み」…）、家族（「肩たたき」「背くらべ」…）、友だち（「仲よし小道」「靴が鳴る」…）、動物（「子馬」「七つの子」…）海・山（「ふじの山」「海」…）、乗り物（「鉄道唱歌」「汽車」…）など、さまざまなテーマが思いつくでしょう。題名にこだわらずに、歌詞の内容がそれに関係していればいいことにすれば、何かしらみつかるものです。
＊全員が歌詞を覚えていない歌もあるでしょう。その場合は、よく覚えている人にうたってもらい、他の人は聞き役になります。ただし、歌い手が一部の人に偏るのはよくありません。

❸ 参加者1人ひとりが愛唱歌を披露する
＊カラオケ大会と同じ趣向です。参加者同士気心が知れている、成熟したグループに適します。
＊参加者の中に、うたうのが苦手で尻込みする人がいる場合は適しません。無理矢理うたわせることがないように気をつけましょう。

　いずれの場合も、終了する前に、うたってきた歌を振り返って、その中から全員でうたえるベストワンを選び、もう一度全員でうたいましょう。
　「故郷」（兎追いしかの山…） は、日本人の間では年代を問わず人気があり、今もよくうたわれています。もし、ベストワンがすぐに決まらなければ、その日のアクティビティでうたわれていなかったとしても、「故郷」を提案することをおすすめします。

メニュー 27 ★★ 親や祖父母がよくうたっていた歌

　娯楽の少ない昔は、今よりも生活の中に歌が溶け込んでいたように思います。音楽を聴くことが日常化したのは、音響機器が普及してからのことです。歌がもっともっと「うたわれていた」頃、子どもたちもそれを聞いて自然に覚えていったのでした。学校の音楽の授業で教わったのではない、親や祖父母がよく口にしていた歌を思い出すアクティビティです。

すすめ方
1)「子どもの頃、親や祖父母はどんな歌をうたっていましたか？」と問いかけます。
＊家事や仕事をしながらうたっていたとか、お酒を飲んで機嫌がよくなるとうたいだすとか、お風呂で聞かされたとか、その場面とともに思い出してもらいましょう。
＊親が好きだったからといって、参加者本人もそれを喜んで聞いていたとは限りません。子どもの時、どんな気持ちで聞いていたのかも語ってもらいましょう。
2) 歌詞を覚えている人には実際にうたってもらって、歌詞を書きとめます。
＊他の参加者も知っている歌なら、一緒にうたいましょう。

メニュー 28 ★★ グループの歌集を作りましょう

　懐かしい曲や歌のリストを作成し、その正確な歌詞を調べて歌集を作るアクティビティです。懐かしい曲を思い出していくアクティビティ（☞メニュー 7、26、27）を行なった後のセッションに組み入れるといいでしょう。

　グループ独自の歌集が出来上がれば、いい記念品になりますし、グループ解散後も、参加者の手元に置かれて使ってもらえるのではないでしょうか。

　数多くあがったリスト（候補曲）のなかから、全員が知っていて無理なくうたえる歌を適当な数だけ選び出す必要があります。

　次に、題材を分類して掲載順（目次）を考えます。そのための話し合いに十分時間を取ることが大切です。分類テーマとしては次のようなものが考えられます。

- その土地に伝わる歌、民謡
- 童謡、唱歌、学校で習った歌
- 青春の歌（山の歌、ロシア民謡、フォークソング）
- ラブソング
- 校歌
- 流行歌

歌集の活用

　以降のセッションには毎回持参してもらい、セッションのオープニングや終了時に、その中から 1 曲を選んで全員でうたうことを定例にしましょう。

　そのセッションで話し合われる（話し合われた）テーマに関連のある曲であれば、より効果的です。

メニュー 29 ★★ この曲の題名は？

　参加者に曲の一部を聴いてもらい、その曲名を答えてもらうゲームです。**曲名あてクイズ**は、テレビやラジオの番組でもよく行なわれているので、おなじみでしょう。さまざまな出題の仕方で楽しむことができます。

　回想アクティビティとして行なうのですから、勝負性を前面に押し出して参加者に「当てっこ」をさせるようなすすめ方はよくありません。これまでの話題を発展させる活動として企画しましょう。

　出題曲も、それに対する参加者の答えも（正解も間違いも）、回想を刺激するトリガーとしてはたらきます。

　流す音楽はクラシックでも流行歌でも何でもかまいませんが、できれば、これまでのセッションで話し合われたテーマや、思い出の内容と関係した音楽を選びたいところです。

　高齢者のレクリエーション用に作られたCDも市販されていますし、インターネットを利用することもできます。しかし、これらは立派な演奏過ぎて、鑑賞するにはよくても参加者が一緒に口ずさむような雰囲気が生まれにくいかもしれません。もっと素朴な方法で、気軽に楽しまれることをおすすめします。たとえば、

　ハミングや「ラララ」でメロディーを表現すればいいのです。

　用意した曲をワーカーが出題するだけでなく、参加者が順に出題者になるというすすめ方も取り入れるといいでしょう。

メニュー 30 ★★ 楽器が得意な人に伴奏を頼みましょう

　歌をうたうアクティビティに際して、ワーカーやコ・ワーカーがギターやキーボードが得意なら、ぜひ伴奏を付けましょう。もちろん、参加者のなかにそれを買って出る方がいればなお結構です。必ず、「どなたかいらっしゃいませんか？」と声をかけましょう。
　カラオケの助けを必要とすることなく、自分たちの音楽を奏でることができると参加者に気づいてもらえるのは、とても素晴らしいことです。
　シンプルな楽器としては、ウクレレやハーモニカなどもあります。
　歌に楽器が加わることで、さらに意義深い活動となります。
　楽器自体が有力な回想トリガーです。楽器が演奏できる人が複数参加しているグループなら、バンドを結成することもできるかもしれません（楽器ができない人はボーカルで）。

メニュー 31 ★★ 映画鑑賞会

　映画が強力な回想トリガーであることは間違いありません。今の高齢者が子どもの頃は映画の黄金時代でした。ちょっとした町には必ず映画館があり、大都市には映画街がありました。映画はまさに娯楽の王様だったのです。テレビの普及につれて斜陽化がすすんだとはいえ、とくに青春時代、映画を観ないで過ごした人はいないのではないでしょうか。映画というテーマは、映画の題名、俳優、監督、映画館、誰と一緒に観たかなど、さまざまな思い出を引き出してくれます。さらに、実際に映画を観てもらうセッションを計画すれば、参加者はきっと喜んでくれる

でしょう。

　このメニューは、映画を観た体験について思い出を引き出すためのアクティビティではなく、昔の生活が映っている映画の内容を回想トリガーとして提供することを意図したアクティビティです。

　古い映画は、登場人物の服装、髪型、家の中の様子、生活用品、田舎や町の風景、乗り物など、参加者が若かりし頃を思い出させる映像の宝庫です。それを話題にします。ですから、一般的には、日本映画、それも時代劇ではなく当時の現代劇が適しています。

　鑑賞後、しばらく余韻を楽しむ「お茶の時間」をとってから本題を切りだしましょう。

　映画の中の具体的なシーンをあげて、懐かしく思ったことを話してもらいます。役者の着こなしや言葉づかい、あるいは会話の内容に着目するのも興味深いことです。

　1本通して鑑賞するとなると、上映時間だけでセッションの標準的な時間をオーバーしてしまいます。その日は特別な計画として、あらかじめ全員参加できる日を設定する必要があります。

上映（鑑賞）方法

1 今は、往年の名画を上映する「名画座」もほとんど消えてしまいましたが、最近は復活するきざしも見えます。そのような映画館が近くにあり、適当なプログラムを見つけたら、その映画館にグループで出かける
2 テレビの映画専門チャンネル放送を利用する
3 古い映画のDVDをデジタル機器で鑑賞する

＊フィルム映写機で上映するのはむずかしいでしょうから、これが現実的な方法です。
＊ほとんどの作品がDVD化されているので、希望する作品を見つけることができるでしょう。

メニュー 32 ★★ 旅の思い出

　旅の思い出を語り合うアクティビティです。旅の思い出は大切にされている人が多く、話しやすい話題でもあり、回想のテーマによく取り上げられます。

　人はさまざまな理由で旅に出ます。とくに理由もなく出かけた旅が、その後の人生を変えてしまうほどの転機となったという話を聞くことも珍しくありません。新婚旅行のように、人生の節目に旅を計画することもあります。

　アルバムの写真だけでなく、旅行パンフレット、お土産、旅館のマッチなどを大事に保存されている人には、それらを持参するように頼みましょう。それらは、当人の回想トリガーであるのはもちろん、他の参加者にとっても懐かしさを刺激するトリガーになるでしょう。

　なぜ、私たちは旅をするのでしょう？
　旅から何を得ているのでしょう？

　単なる思い出話の披露で終わるのでなく、旅の意味を深く掘り下げる話し合いにつなげるのがワーカーの役目です。

生活の中にあるさまざまな旅

　旅を広くとらえましょう。**さまざまな旅のかたち**があります。旅の本質は「移動する」ということです。そうとらえると、いわゆる「旅行」として意識されなくとも、生活の中にはさまざまな旅があることに気づくでしょう。仕事の出張、転勤、進学、留学、転地療養などの理由で旅立つこともあります。それ以外にも、日常的な通勤、通学、買い物の途中で「寄り道」する楽しみを見つけたら、それも"旅"なのです。

　そう考えると、旅というテーマは、すべての人が参加できるテーマで

あることを理解していただけると思います。

小さな旅

　上で述べた寄り道のように、日常生活の中に潜んでいる「小さな旅」に焦点をあてて、思い出を探ってみるのも意義深いことです。自分だけで楽しめる旅＝日常生活とは違う世界に遊ぶひとときということなら、**空想の旅**や**旅への憧れ**も同じです。

　人それぞれの楽しみ方に、ユニークな個性をみることができます。同時に、時代背景についても考えることになるでしょう。

旅の失敗談

　他の回想テーマ同様、よい思い出ばかりとは限りません。それを無理に聞き出す必要はありませんが、失敗談や、散々だった旅の思い出が、今となってはむしろ笑い話になっていることもあります。それは、本人の「今」に揺るぎがなく、過去のこととして処理されていることによるユーモアなので、歓迎しましょう。

「旅行談義」との違い

　再確認しておきたいことがあります。回想アクティビティの趣旨は、外国旅行などの特別な旅行への興味が中心ではないということです。重要なのは、その思い出がどのように大切に思われているかを知り、グループで分かち合うことです。旅行談義に花を咲かせることは、旅行経験の乏しい参加者に疎外感を抱かせてしまう危険があります。

メニュー 33 ★★ 交通機関（乗り物）の昔と今

　旅行の話が出ると、昔の列車やバスの思い出に絞られていくという展開がよくみられます。乗り物は、旅の思い出の重要な要素です。今の高齢者が子どもの頃、相当恵まれた人以外、自動車旅行を経験した人はほとんどいないでしょう。飛行機を使うことも、ましてや海外旅行など一般の人々には「夢」でしかなかったはずです。この半世紀の交通機関の変貌ぶりを顧みることは、回想には格好のテーマです。

　とくに、かつて主流であった鉄道が国鉄から民営のJRに変わり、新幹線の開業がすすむ一方で在来線の多くが廃れてしまいました。それとともに失われてしまったことがたくさん思い出されることでしょう。

　乗り物は、単に移動手段であるだけでなく、感覚的な楽しみを味わうことができます。だから、子どもたちは「乗り物が大好き」なのです。回想アクティビティでは、この感覚に焦点をあてることが重要です。

話題のいろいろ

1 鉄道の話題
＊蒸気機関車、夜行列車、連絡船、急行や特急の名前など
2 子どもの頃、どんな乗り物が好きだったか
3 日常的に目にしていた乗り物のかたちの変化
＊ボンネット型のバス、オート三輪など、今では見られなくなったもの以外に、タクシーに使われていた車、乗用車のデザインの変遷も話題になるでしょう。よく利用していた電車の車両の形や色を覚えている人も多いのではないでしょうか。
4 車内の様子や、乗車中に経験したこと
＊車窓の景色、音、匂い、乗り心地などの感覚的なことも思い出してもらいましょう。

5 飛行機や新幹線、高速道路を走る車と比較して、快適さ、楽しさなどについて

メニュー 34 ★★ いつも身につけているもの、持ち歩いている愛用品

　私たちは、自分を証明するものや、何か自分らしさを表わしているような特別なものを身につけたり、バッグや財布に入れたりする傾向があります。ふだんは気にせず、あたりまえのことと思っていても、もしそれを失くしてしまったら、途端に不安に陥ってしまいます。外出時のバッグの中に入れたりして持ち歩いている愛用品もあるでしょう。こうした小物について意識を向けるアクティビティです。

すすめ方
1)「必ず身につけているもの、あるいは、いつも持ち歩いている愛用品で、今もバッグの中に入っているものを教えてください」と話しかけます。
＊お守り、鍵、指輪、腕時計、写真、会員証、バッジ、手帳、ペンなどがあるでしょう。
2)「差し支えなければ見せていただけませんか」と呼びかけて、見せてもらえた人には感謝を伝えてから、大切にしている理由を尋ねます。
＊積極的に答えてくれる参加者が少ないようであれば、2人1組になってもらって話す時間をとる方法を採用するといいでしょう。その後で、どんなことが話されたかグループ全体に報告してもらいます。参加者はじっくり考える時間を確保でき、自分のことをどこまで立ち入って伝えるか、話の内容を選択することができます。
＊自分の胸の中だけにそっとしまっておきたいことは尊重されます。

多くの場合、その品物の「いわれ」や自分の「こだわり」について、自分から話し始めるものです。
　この活動でもっとも重要なことは、単なる用途ではなく、思い出としての価値があるもの、また、自分という人間について多くを語ってくれるようなものの存在に本人が気づいていくことです。それをとおして、自己のアイデンティティーを見つめることになるでしょう。

メニュー 35　★★　自分へのプレゼント

　回想グループの活動とはどのようなものなのかを理解してもらうのに効果的な、参加者の自己肯定感を積極的に引き出すアクティビティです。

用意するもの
人目をひく大きな買い物袋
＊キャンパス地のトートバッグもいいですが、うってつけは有名デパートの紙袋です。

すすめ方
1)「自分に特別なご褒美をあげるために買いものに出かけたとします」と話を始めます。
＊ご褒美もいろいろ考えられること、すなわち、ご馳走、お菓子、玩具、靴、服、本、レコード、映画、旅行など人それぞれであること、また、成長過程によってもご褒美やプレゼントの内容が違ってくるというようなことも話しましょう。話の題材を広げるためです。
2) どんな時に、誰がプレゼントしてくれたのか、という思い出を促します。
＊誕生日やクリスマス、お正月以外にも、何か特別の日があったかもしれません。思いもよらなかった贈り物をもらってうれしかったことを思い

出す人もあるでしょう。
＊回想を促すだけです。それについて話し合う時間はとりません。
2)「いま、いちばん欲しいものは何ですか？」と問いかけます。
＊あればいいなと思う「夢」でもかまいません。
3) それについてしばらく自由に話し合う時間をとります。
＊ユニークな発言が飛び出して座が盛り上がることを期待しましょう。たとえば、「世界平和！」と言った人がありました。
＊夢や希望は若者だけのものではありません。人生経験を経た高齢者が語る夢や希望に耳を傾けるのはとても意義深いことではないでしょうか。
4) 次に、用意した袋を取り出し、「これから、この袋をみんなに回していきます」と言って、ワーカーの隣の席の参加者に手渡します。そして「この袋の中には、いまいちばん欲しいプレゼントが入っている、と思ってください」と付け加えます。
5) 袋を手に持った参加者に「袋からそれを取り出してください」と言って、心の中で思い描いていたものを取り出す振りをしてもらいます。
＊まずは、ワーカーとコ・ワーカーが、自分へのプレゼントを袋から取り出す見本演技をしてから始めるのがいいでしょう。
＊もし何も思いつかない人がいたら、パスして次の人に回してもらいます。他の参加者の演技を見ているうちに何か思いつくかもしれませんので、一巡した後に改めて尋ねてみましょう。

「お気に入り」「私の宝物」

「プレゼント」の代わりに「お気に入り」をテーマにすることも考えられます。お気に入りも人それぞれです。子どもの頃の宝物を大事にとってある人もいるでしょう。大人になってからの趣味で、昔の小物類をコレクションしている人もいます。

近頃は、それらに色々な題名を付けて、収集の手段を提供しているインターネットやアプリが数多く存在しますが、考えてみれば、回想グループは長年にわたってそれを行なってきたのです。

メニュー 36 ★★ 「それ、やったよ！」

用意するもの
日常の出来事や経験について書き出したカード　7〜8枚

＊書かれていることは、多くの人が容易に思い出せるようなことです。ワーカーは、それ用のカードをたくさん作っておきましょう。

【カードの文例】
「田舎で生まれました」
「鉱石ラジオを作りました」
「月面着陸の場面をテレビで見ました」
「東京オリンピックを観に行きました」
「紙石けんを使ったことがあります」
「野球をして遊びました」
「夏休みに昆虫採集をしました」
「トマトにお砂糖をかけて食べました」
「お風呂は銭湯に行っていました」

すすめ方
1）用意したカードをテーブルに並べ、参加者に見てもらいます。
2）グループ全員に当てはまることと、当てはまらないこととに分けてもらいます。
3）その作業をすすめるなかで、個々の参加者から思いがけない回想が出てくることがあります。それが引き金となって話が盛り上がるのを楽しみます。

メニュー 37 ★★ イベントの飾り付け

　年間のカレンダーを見て、参加者の多くが経験してきたであろう年中行事をあげていきましょう。お正月、桃の節句、端午の節句、七夕、お盆、お月見、クリスマスなどです。その地域に特有なお祭りや、文化的イベントも回想にふさわしいテーマです。セッションが行なわれる日付に近いイベントを取り上げて、その思い出を分かち合いましょう（☞第4章-3 オープニングの話題）。

　ここでは、そうした話し合いから発展して、グループの共同作業に取り組むアクティビティを紹介します。行事の飾り付けに着目して、それを参加者の手で再現するアクティビティです。

すすめ方
1）イベント当日に向けてどのような準備をしたのか、また、飾り付けの実際についても、細部に至るまで参加者に思い出してもらいます。
2）地域や家による違いがあるかもしれません。それを了解した上で、飾り付けの製作にとりかかります。
＊実際の製作は、次回のセッションで、ということになるでしょう。
3）参加者が持ち寄れる材料をあげてもらいます。それでは足りないようなら、主催者のほうで用意する必要があります。
4）全員で飾り付けを完成させます。
＊できるだけあり合わせの品で間に合わせましょう。
＊もっとも重要なことは自主製作を楽しむことです。むしろ立派すぎないほうが微笑ましく、グループの親密度が増すのではないでしょうか。
3）飾り付けが完成したら、それを見ながらパーティーを開きます。
＊お茶とお菓子を用意して、BGMを流すなどの演出をこらせば、いっそう楽しく回想を語らう機会になるでしょう。

メニュー
38 ★★ **テレビやラジオの番組のテーマ曲**

　よく視聴していたテレビやラジオの番組の記憶は、同時に、その時代にあったさまざまなことを思い出させてくれます。また、そうした番組にはテーマ曲があって、それを聴くだけで番組の記憶がよみがえることでしょう。
　懐かしい番組のテーマ曲が集められたCD（コンピレーション・アルバム）が出回っていますので、それを思い出トリガーとして利用することができます。

すすめ方
1）ワーカーがいくつか適当に選んだテーマ曲を聴いてもらい、番組名をあててもらいます。
2）それを全員がよく知っていて、その番組についての思い出に花に咲くようであれば、しばし、それを楽しむ時間をとります。
3）次に、「ほかにも、テーマ曲が印象的でよく覚えている番組はありませんか？」と参加者に問いかけ、懐かしいテーマ曲のリストを作ります。
＊その曲の用意があればすぐに聴いてもいいですが、次回までに音源を用意して、鑑賞会を開くことをおすすめします。
＊特定の時代がテーマになっているセッションのオープニングに流すという使い方もできます。

メニュー 39 ★★ 広告の時代

　20世紀は「広告の時代」と言われました。広告は時代を映す鏡であるとも言われます。広告は人目を引き、感覚的に強く印象づけるように作られているわけですから、たくさん記憶に残っているのも当然です。
　広告は話題の幅が広く、回想のテーマとして、さまざまな切り口で取り上げることができます。昔の新聞・雑誌、ポスター、看板、宣伝用グッズ、マスコット人形など、回想コレクションも集めやすいでしょう。

話題のあれこれ
ホウロウ看板、電柱広告、ポスター、キャラクター、マスコット
アドバルーン、ネオンサイン、広告塔
映画広告、街頭放送
テレビCM、CMソング
起用されたスター、タレント、有名人
キャッチフレーズ、流行語（コピー）
一世を風靡した広告
ライバル商品の広告比較、

メニュー40 ★★ 東京オリンピック（1964年）

　1964年（昭和39年）の東京オリンピックは、現在高齢期を迎えている方々のおそらく誰もが記憶にとどめているイベントです。テレビが普及した頃でもあり、日本国中の盛り上がりは大変なものでした。それを記念して、開会式が行なわれた10月10日は祝日（体育の日）になりました（現在は、10月の第2月曜日に変わっています）。テーマに取り上げれば、さまざまな話題がひきだされることでしょう。

東京オリンピック（1964年）の頃、おいくつでしたか？

と尋ねてみましょう。戦後生まれの団塊の世代であれば高校生になっていて、人生でもっとも多感な頃にあたります。アクティビティに参加されているそれ以外の高齢者の多くも、思春期～青春期を送られていたのではないでしょうか。思い出となっているエピソードもたくさんあるはずです。オリンピックの思い出に加えて、その頃の自分についても何かしら語ってもらいましょう。参加者同士が知り合い、交流を深めるのに役立ちます

　東京オリンピックそのものに焦点を合わせれば、感動したこと、名場面、名選手、金メダリストなどをあげていくだけでも、話はつきないでしょう。むしろ、参加者の一部に詳しい人がいると、その人たちだけで話が盛り上がってしまう恐れがありますので、ワーカーは必ず全員に発言の機会を与えるように気を配る必要があります。

　競技への関心は人それぞれです。偏らないで、できるだけたくさんあげてもらいましょう。「ああ、それもあった」と思い出してもらうことに意義があります。

　テーマになりそうな話題はいくらでも浮かんできます。

話題のあれこれ

聖火リレー、開会式、閉会式
東洋の魔女（女子バレーボール）、マラソン（アベベ、円谷）
競技場（国立競技場、体育館、武道館）
ポスター、東京五輪音頭
映画「東京オリンピック」

メニュー 41 ★★ 回想オーディオ…レコード鑑賞会

　参加者に見覚えのある音響機器を使ってレコード鑑賞会を開くアクティビティです。

　回想トリガーとして、昔使われていた音響機器を用意します。そして、実際にレコードをかけて、その音に耳を傾けます。

　このアクティビティの特徴は、音楽の内容よりも、それを聴いた装置に関心を向けることです。自分が持っていた装置の思い出とともに、当時どんな思いでそれを聴いていたかを話し合うことになります。

　いちばん古くは**蓄音機**がありますが、現在は、高齢者でもそれ使って聴いたという人は少ないでしょう。50〜60年前の昭和の思い出になると、テレビの次に憧れの高級家電製品として売り出された**ステレオ装置**があがるでしょう。その後、高度経済成長とともにオーディオ・ブームがやってきて専門メーカーもたくさん生まれ、プレーヤー、アンプ、スピーカーの新製品が続々と発売され、自宅でレコードを聴く趣味が広まりました。簡便な卓上用のレコードプレーヤーを買った人も多いことでしょう。

　カセットテープが普及すると、それまでのラジオは、録音もできるラジカセに代わり、音楽がさらに身近に楽しめるようになりました。しかし、CDの出現以来オーディオ製品もデジタル化が進む一方で、アナロ

グ時代の製品を今では見ることが少なくなりました。

　中古品を探せば、今も昔の製品が出回っていて、高性能な製品でもかなり安く買えるはずです。スピーカーだけは新しいものでもかまいませんし、施設の備品を使わせてもらえるなら利用すればよいでしょう。

　かけるレコード盤やカセットテープも回想トリガーになります。

　かつて、レコードは相当な貴重品でした。ステレオ録音を初めて耳にしたときのことを覚えている人がいるかもしれません。参加者のなかには45回転のシングル盤、ドーナツ盤、カセットテープなどを保存されている人もいるでしょう。デジタル・プレーヤーでは聴けない、それらを持ち寄って聴くという名目で会を開くのもいいアイデアです。

メニュー 42 ★★ 演奏者になった気持ちで

　音楽が流れている時、曲に合わせて参加者が自然に体を動かしている様子がしばしば見られます。これはとてもよいサインです。その音楽を楽しんでいる証拠であり、適切な音楽が選択されたことを示しています。

　足でリズムを取ったり、手でテンポを取ったり、肩を揺らしたりするだけでなく、ギターを弾く真似をしている人がいました。それをヒントにしたのがこのアクティビティです。

すすめ方
1）音楽を流して、しばらくはゆったりと鑑賞に身をゆだねます。
2）頃合いをみて、演奏者になった気持ちで体を動かすことを提案します。
＊ピアノの鍵盤を指でたたくふりだったり、ヴァイオリンを弾くふりだったり、その楽器を演奏する仕草を、ワーカー自身が楽しそうに演じながら誘います。
＊合奏曲であれば、参加者がそれぞれ自分の好きな楽器を選べばよいです

し、歌が入っていれば口パクで歌手の真似をする人がいてもかまいません。
3）興が乗る様子が見えたら、今度は、1人ずつ演技してもらう時間をとりましょう。他の参加者は観客になります。
＊全員に順番が回るように、全曲でなく、仕草の特徴が出やすい曲のハイライト部分を繰り返すのがいいでしょう。本人が希望する部分があれば、それに応えます。

　壮大な盛り上がりのあるクラシック音楽を流して、オーケストラの指揮者を演じてもらったことがあります。参加者が代わるがわる前に立って演じたのですが、ユニークな身ぶり手ぶりを拝見するのはとても楽しい時間でした。

メニュー 43　★★　ダンスを楽しみましょう

　音楽が流れる中、参加者がその音楽を楽しんで腕を揺らしたり、足でリズムを取ったりしているようであれば、「一緒に踊りませんか？」と声をかけて、ダンスに誘ってみましょう。
　参加者はそれまでダンスなど踊ったことがない人たちだと思ってはいませんでしたか？　そういう人のほうが多いかもしれませんが、ダンスが得意で、みんなの前でも踊ってみたい人がいても、少しも不思議ではありません。
　聞いてみなければ、知らないまま済んでしまいます。
　音楽が身体運動のトリガーになり、若い頃よく踊っていた感覚をよみがえらせるきっかけになるかもしれません。ダンスはとても豊かに感覚を刺激する活動です。

1人の参加者を誘い出すことができたなら、それに続けて「みなさんもご一緒にいかがですか」と促してみましょう。全員でダンスの楽しさを満喫するのが理想です。

　正式なダンスのステップでなくてもいいのです。自己流の体の動きにまかせればよいことを伝えて、自由に楽しく踊ってもらえるようにサポートすることが大切です。

　歩行に障害のある参加者は椅子に座ったままで結構、上半身と腕の動きで表現してもらいましょう。

メニュー 44　★★　家の中を案内してください

　昔の家がテーマになっているときに効果的なアクティビティです。
　当時に戻って、家の中に立っているところを想像してもらいます。そこにグループの人たちを招き入れて、家の中を案内してもらおうという趣向です。

「いま、私たちは、あなたの家の中のどこにいるのですか？」

という問いかけから出発して、家の中を順番に案内してもらいます。
　家の中の様子を教えてもらうために、頭の中では何がどんなふうに見えているのか、ワーカーは適宜、質問（☞第3章-2 ひらかれた質問）を入れるといいでしょう。
　本人のほうに話したい思い出があれば、どんどん語ってもらいましょう。

家の記憶…語りたくない人への配慮

　家の記憶というものは、とても強く残っている人が多いようです。事実、この活動によって特筆に値するほどの思い出があふれ出た素晴しい

セッションを何度も経験してきました。しかし、自分の家のことは語りたくないと思っている参加者がいる可能性もあります。その気持ちは尊重されるべきであり、その場合は、この活動をすすめるのは不適当です。ワーカーにはそうした気配りが常に必要です。

同じ方法で

昔住んでいた村や町の**特別な場所**、あるいは**町内**や**ご近所**を案内してくださいと言いかえたアクティビティも可能です。

メニュー 45　★★　この手が知っていること

自分の手を見つめ、その手でどんなことをしてきたのか、その時の手の感覚を思い出してもらうアクティビティです。

さまざまなタイプの仕事や作業について思い出を掘り起こしてきたグループにおすすめします。携わっていた仕事の思い出が話し合われた後に、「手に刻まれた思い出」として書き残すことを提案します。

用意するもの

画用紙（A3）と、マーカーやボールペン（なめらかに書ける太字）を参加人数分

すすめ方

1) 用意した紙と筆記具を参加者に配り、趣旨を説明します。
2) 手を紙に当あて、その輪郭をなぞった手形をかいてもらいます。
3) その手の中や、指、あるいは指の間など、適当な場所を選んで、関連した思い出（何をしたか、苦労したこと、作業のコツ、感覚など）を書き込んでもらいます。

＊「感慨」も自由に表現してもらいましょう。
＊それには「じっと手を見る」時間が必要です。せかしてはいけません。
4）発表会

メニュー 46 ★★ この足で、どこへ行ったのでしょう

　メニュー 45 と同じ発想で考えられたものですが、旅や移動に焦点を合わせるこちらの活動のほうが、「じっと手を見る」よりもリラックスしてすすめられるでしょう。

　参加者は両足の輪郭をなぞった足形をかき、これまでに経験した「移動」をそこに書き込んでいきます。

　長距離の移動や珍しいところに行った思い出に限らず、日常生活の中にあった通学、通勤、お使い、親類を訪ねたことなど、「○○へ行った」思い出のすべてを含む（☞メニュー 32）ことを説明してから始めます。

メニュー 47 ★★ 東西南北

　会場を日本地図や世界地図に見立てて、参加者が思い思いの場所に移動するアクティビティです。

　ある程度広い場所を必要とするので、会場が狭い部屋の場合は適しません。

すすめ方

1）会場の中心地点を地図の中心とみなします。そこをどこにするか、みんなで考えて決めます。

＊ふつうは、単純にいまいる「ここ」（会場となっている施設、あるいは市町村）を中心と考えてもらえばいいでしょう。

2）その中心を基準にして、どの方向が東西南北にあたるかを決めます。

3）参加者は各自、自分の人生で特別な意味をもつ場所を思い浮かべて、方角と、中心からの距離を適当に勘案して、「このあたり」と思う位置へ移動します。

＊生まれ育った場所、景色が美しかった場所、学校、職場など、お気に入りの場所ならどこを思い浮かべてもらってもかまいません。まだ行ったことはないけれどいつか訪れたいと思い続けている場所や、憧れの場所でもいいのです。

4）参加者がそれぞれのスポットに落ち着いたら、その場所はどこかを、いちばん近くにいる参加者同士が教え合います。

5）その2人が1組となって、それぞれの場所にまつわる思い出を語り合う時間をとります。

6）元の席に戻って、グループ全体で思い出を分かち合います。

メニュー 48 ★★ 方言やなまりを楽しみましょう

　子どもの頃の日常的な話し言葉を思い出してもらうことを目的としたアクティビティです。参加者の多くがその土地に生まれ育った方であれば、今ではあまり使われなくなった方言や、お国なまりを楽しむセッションにしましょう。

　その土地のなまり（発音の仕方やアクセント）で、子どもの頃よく使っていた言葉や言い回しを再現してもらいます。いま考えると、それらが意外と奥深い意味やニュアンスを伝えていたことがわかり、昔の暮らしや村や町の風景の思い出にもつながっていくでしょう。

　また、方言やお国なまりで交わされるおしゃべりにはユーモアが漂い、グループを和やかにするでしょう。

注意すべきこと

　ただし、注意すべきことが1つあります。昔の言葉や言い回しの中には、今日では「不適切」とされるものがあるかもしれません。そうした表現を話題に取り上げることは避けるべきです。ワーカーは、あらかじめ、そうした可能性のある表現の一覧を手に入れて頭に入れておきましょう。

　不適切と取られる表現が飛び交えば、参加者の中には傷つく人がいるかもしれませんし、そうでなくても、それは健康的に楽しい話にはなりません。

メニュー 49 ★★ 連想ゲーム

　適当な**キーワード**をいくつか選びます。「遠足」「夏休み」「お正月」「放課後」「映画館」などの一般的に使える言葉以外に、これまでのセッションを振り返って、話題になった具体的なものを指す言葉を取り上げてもいいでしょう。たとえば、「ランドセル」「キャラメル」「カレーライス」「喫茶店」「オリンピック」「新婚旅行」など。参加者全員の記憶に残っているであろう老舗、施設、歌手などの名前でもかまいません。
　その言葉（テーマ）から連想される言葉を参加者に尋ねます。連想された言葉が次々に連想を呼び、回想が豊かになることをねらいとしたアクティビティです。

すすめ方
1) ワーカーが出題したキーワードに対して、参加者は、連想した言葉を回答していきます。
＊すぐに思いつかない人は「パス」できます。スピーディーにどんどん続けましょう。
2) 回答（連想語）は、みんなに見えるようにホワイトボード等に書き出します。
3) 結びつきが理解できずに「?」と思う言葉が出てきたときは、回答者に説明してもらいます。
＊どんな回答も却下することはありません。
4) 回答が途切れたら（30秒ほど待てば十分でしょう）、そこで終了して、次のキーワードを出題します。

　グループを2つのチームに分けて、連想語の数で勝負することにしても楽しいでしょう。ただし、勝ち負けを重視してはいけません。

メニュー 50 ★★ "プレゼントの小包"が届きました

用意するもの
- 参加者へのプレゼントになるもの（小さな記念品を人数分）
- それを入れる箱
- 箱を包める大きさの紙。4〜5枚

＊それぞれの紙の裏に、回想を促す質問を書き込みます。
＊箱を何重にも包装して「小包」にします。この小包がセッションの当日グループ宛に届いたという趣向です。

すすめ方
1）小包を参加者の間を手渡しで回してもらいます。

＊同時にお気に入りの音楽を流します。

2）音楽が止まったところで、小包が手許にある人に、包装紙を1枚はがしてもらいます。
3）すると、紙の裏側に回想を促す質問が書かれています。そこで、しばし参加者に思い出を語ってもらう時間をとることになります。
4）それを包装紙の枚数分くり返した後で、参加者は箱の中のプレゼントを手にします。

メニュー 51 ★★ 回想すごろく

　回想をテーマにした"紙上ツアー"を1枚の双六（すごろく）に表現したものを作ります。それを使って遊びながら回想を促します。

用意するもの
- 回想すごろく

＊これを作ること自体、アクティビティとしてグループで取り組むことも考えられますが、そこまではワーカーが引き受けて、回想アクティビティの道具（備品）として用意すればいいでしょう。

- サイコロ
- 駒（参加者の人数分が必要）
- 回想トリガー・カード

＊参加者の興味をひきそうなトピックに関連する質問を記したカードを、思いつくだけ多数用意します。これはワーカーが作成します。質問の内容を参加者が知るのは、ゲームの中であって、事前には伏せておきます。

すすめ方
1) 参加者は順番にサイコロをふって、その目の数だけ自分の駒を進めます。
2) すごろくのマスのいくつかは「休み」になっています。そこで駒が止まった人は回想トリガー・カードを1枚ひきます。

＊このゲーム独特のルールです。

3) カードを引いた人は、カードに書かれた質問に答えます。それにつづけて他の参加者も答えていきます。そのようにして、誰かの「休み」ごとに、思い出話に花を咲かせます。

メニュー 52 ★★ 回想クイズ

　ワーカーは、楽しい回想を引き出すためのトリガーとして、クイズの質問を用意します。解答を考える参加者は、自分にもそれにまつわる思い出があることに気づくでしょう。

　クイズ選手権の問題のような、知識のない人には答えが思い浮かばない質問は避けます。20世紀社会を背景とした一般的な娯楽、流行、スポーツや映画、流行歌などの話題につながる質問を考えるのがいいでしょう。たとえば、
「大鵬は48代横綱でした。では、47代横綱は誰だったでしょう？」

　この正解は「柏戸」（因みに大鵬、柏戸は同時昇進）です。「では、次の49代横綱は？」と続けると、すぐに正解は出てこないと思いますが、大相撲一般の記憶が刺激され、さらに、「巨人、大鵬、卵焼き」という言葉も生まれたような人気スポーツの話題で盛り上がるかもしれません。

　正解を競うことがこのアクティビティの焦点ではありません。

　勘違いがあったり、間違った答えが続いたりするかもしれません。しかし、それこそが興味深いことなのであって、楽しく話し合える材料になります。

　イギリス人はクイズが大好きです。パブでもクイズ大会がよく開かれていますが、ユニークな「間違った答え」に得点を与える趣向を楽しんでいます。回想アクティビティもその精神でいきましょう。参加者全員が楽しめることがもっとも大切なことです。

メニュー 53 ★★ 人気投票

　参加者の考え方や意見が、投票という形でまとめあげられ、記録される活動です。あるテーマで回想が展開されたときに、その継続として取り入れてみましょう。

　たとえば、映画の話題で盛り上がったとすれば、「20世紀のもっとも偉大な俳優は誰ですか？」という質問を投げかけます。参加者は、それぞれが思い浮かべた候補者（3〜5人程度が適当でしょう）を書いて投票します。それを開票して集計します。

　司会者、芸人、歌手、流行歌、ヒーロー、スポーツ選手など、昔熱くなった気持ちを思い出して、自分が投票できるチャンスを得るのはワクワクする楽しみをもたらすでしょう。

　開票も集計作業も全員で楽しむことができます。

　どんなテーマにも応用可能ですが、とくにエンターテイメントに関することは人気投票に向いています。家電製品とそのメーカー（☞メニュー75）、遊園地、繁華街、食べ物（子どもの頃の好物）なども適しています。

　「好き」なものに投票するようにします。「不人気」投票になってはいけません。

　投票者をグループ参加者だけに限定せず、施設内の人々全員を取り込んでいくこともできます。最終結果をもたらす人の幅が広くなればなるほど、興味深さも増していきます。

その応用

　「10大ニュース」のように重大事件をあげてもらう、という方法もあります。この場合は、好き嫌いとは別です。

興味深い結果

世の中にはびこる高齢者について思い込みやステレオタイプのみかたとは相容れないような興味深い結果が出ることもあります。たとえば、ロンドンのグループでは、パーティー会場に流したい音楽の投票結果は、平均年齢85歳のグループでしたが、ビートルズやローリング・ストーンズが、フランク・シナトラよりもずっと多くの票を集めました。

メニュー 54 ★★ 小学生の夏休み

夏休みの思い出は、回想アクティビティではもっともよく出てくる話題の1つです。その理由は、改めて説明する必要もないでしょう。

社会人になるまでの成長期に、学校から「解放」される長い休みの期間に体験したことの意味は大きく、たくさんの思い出があるはずですので、話題には事欠かないでしょう。しかし、そのことは逆に、単に「夏休み」というテーマを掲げたのでは、話題の幅が広すぎて、話が拡散して消化不良のまま終わる恐れがあります。

思春期〜青年期になると個人的な関心や問題意識が強くなって、夏休みに体験したことだったとしても、本人にとっては体験自体の意味が重要なこととして記憶に残っていることが多くなるのではないでしょうか。そう考えると、「初恋の思い出」とか「青春時代の旅」とかのテーマで語り合うことにしたほうがいいように思います。ですから、このテーマは、話題を小学生から中学生低学年まで（言い換えれば「子どもの頃」）に絞ることをおすすめします。

家族アルバムの中に、その頃のことが写っている写真がみつかったら、ぜひ持ってきてもらいましょう。

話題の例
宿題（絵日記、昆虫採集、工作…）
臨海学校、林間学校、家族旅行
花火大会、野外映画、盆踊り
早起き（ラジオ体操）、昼寝の時間、お手伝い
海、山、川、プール

メニュー 55 ★★ 袋の中のモノを触って…さて、何でしょう？

　想像力をはたらかせてもらうゲームです。クイズショーのように楽しみましょう。

用意するもの
・大きな袋（布製がいい）
・袋に入る大きさのモノを5～6種類
＊形状だけでなく、質感や触感の異なる物を選ぶようにしましょう。

すすめ方
1）1人ずつ、袋の中に手を入れて、中に入っているモノに触ってもらいます。
2）全員が触り終わった後で、何が入っていたかを尋ねます。
3）「わかった」と手を上げた人に、そのモノを1つ取り出してもらいます。当たっていたら、それを話題にして、何らかの思い出を話してもらいます。
＊もし「外れた！」となったときは、なぜ思い違えたのか、ということから話してもらいます。
＊1人が取り出すのは1つだけです。自分が面白いと思ったものを選んで

> 取り出してもらいます。他のモノについては、何かわかっていたとしても、口に出してはいけません。
> 4）取り出されたものについて、他の参加者の思い出も聞いていきます。
> 5）袋の中にあるものが全部取り出されるまで続けます。

メニュー 56 ★★ 遊び道具やおもちゃのコレクション

　子どもの頃の遊びをテーマにして話し合うと、さまざまな遊び道具やおもちゃが思い出されるでしょう。それらの多くは、机の上に並べられる大きさで、**回想コレクション**に含まれているのではないでしょうか。それに続くセッションで、コレクションを持ち込んで、実際に遊んでみましょうというアクティビティです。

　たとえば、おはじき、ビー玉、お手玉、着せ替え人形、ヨーヨー、独楽、けん玉、めんこ、ブリキ玩具（自動車、電車、ロボット、ピアノ）、ビーズ、積み木、野球盤、ままごとセットなどがあるでしょう。

　参加者が持っているものがあれば、それも持ってきてもらいます。

　実際に子どもの頃使われたものがたくさん持ち寄られたら、アクティビティを楽しんだ後に、それらを展示してグループ以外の人にもぜひ見てもらいましょう。

メニュー 57 ★★ 室内ゲームを楽しみましょう

　雨の日は外で遊べないので、友だちと室内でゲームをして楽しみませんでしたか？ また、クリスマス、お正月、雛祭、誕生日などの祝日に、あるいは**家族団らん**のひとときに、よくやったゲームを思い出してもらいます。

　とりあえず、トランプ、将棋、碁石、オセロなどを用意しておきます。

　簡単なルールのもの、トランプであれば「七並べ」や「ババ抜き」あたりから始めましょう。「五目並べ」やオセロも説明抜きで始められると思います。市販のゲームでは、ダイヤモンドゲームを覚えている人が多いのではないでしょうか。将棋なら、「はさみ将棋」「回り将棋」「将棋くずし」があります。

　家に昔使われたものがある人には持ってきてもらいましょう。そのオブジェを手にとって鑑賞するだけでも楽しめます。

回想ゲームセンター

　室内で遊んだゲームのリストをもとに、手に入る実物をそろえて「回想ゲームセンター」を開設すれば、参加者同士、思い思いに好きなゲームを楽しむこともできます。

　メンバー以外の人々にも知らせて、一緒に楽しめる場にできれば、さらに有意義な活動になるでしょう。

ルールを覚えていますか？

　男性陣からは「軍人将棋」という声があがるかもしれません。果たしてルールを覚えているでしょうか？ 今でも探せば手に入るようですが、昔と同じものなのかどうか、それを確かめてみるのも一興です（☞メニュー87）。

メニュー 58 ★★ 外に出て遊びましょう

　いちばん幸せだった頃の思い出として、多くの人が公園や**路上で遊んだ**ことをあげます。現在の若者たちは、そうした経験をほとんどもっていません。ワーカーやコ・ワーカーのあなたはいかがですか？

　クルマ時代以前、日本では高度経済成長に突入する1960年代まででしょうか、道路は子どもたちの格好の遊び場でした。子どもの頃の遊びをテーマに話し合うと、表の広い道路や、裏の狭い路地での遊んだことが必ず話題になります。

　しかし、今は外遊びを昔と同じように路上で行なうわけにはいきませんので、実演するには施設の敷地内の広場を利用するか、公園へ出かけることになるでしょう。

　かけっこや、相撲、馬跳び、馬乗り、押しくらまんじゅう、缶けり、ゴム段などは、高齢者には過度な運動になる危険もあるので、実際には行なわずに思い出話を楽しむだけにしておきましょう。

　無理なく行なえるものとしては、石けり、まりつき、フラフープなどがあります。ワーカーも一緒に遊びましょう。

児童公園に行ったら

　子どもたちの遊び場として設けられた公園に行ったら、昔の遊具はどんなだったか思い出してもらいましょう。今は衛生上の問題から「砂場」をなくしてしまったところも多いようです。穴掘り（落とし穴）や、地面に落書きしたことが思い出されるかもしれません。参加者が子どもだった頃の様子を教えてもらいましょう。

メニュー 59 ★★ うたいながら遊びましたよね

　童謡・唱歌の「名曲」を楽しむアクティビティ（☞メニュー26）とはちょっとねらいをずらして、「遊び」をテーマとしたアクティビティの一環として取り入れるといいアクティビティです。

　子どもたちの間で遊びの歌として伝承されてきたもの、うたうことと遊びが一体であった「わらべ唄」を探るだけでも興味深いことです。思いつくままに、どんどんあげてもらいましょう。

　「通りゃんせ」「かごめかごめ」などのように、まとまった曲に限りません。「にらめっこしましょう、アップップ」も「押しくらまんじゅう、押されて泣くな」も、「明日天気になーれ」と言って下駄を飛ばすのも、みんな含めてもらってかまいません。

　言葉を声に出して、リズムに合わせて体を動かすこと自体が楽しかったのです。それを思い出せば、たぶん高齢者でも同じように楽しめるのではないでしょうか。

　手まり唄や縄跳び唄もありました。縄跳びは無理かもしれませんが、お手玉や、まりつきなら実演可能です。あらかじめ用意しておくといいでしょう。

　話し合いだけで終わらず、実際に体を動かして遊ぶ時間をとることが大事です。

　集団で遊んだ思い出の中で人気が高いのは**花いちもんめ**です。

　グループメンバーの6～8人では人数が少し足りませんが、グループ以外の人たちを誘ってみたらどうでしょう。施設の職員に声をかけて、手の空いた人に参加してもらうという手もあります。

メニュー 60 ★★ 思い出の中に出てきた具体的な対象の絵をかきましょう

　導入期のセッションで「特別な場所」や「お気に入り」などの思い出が語られたら、それを題材にした絵をかいてもらうアクティビティです。

　思い出の中に浮かんだ具体的イメージの中からが何か1つを選んで絵をかいてもらいます。

　よく選ばれるものとしては、映画館、商店などの建物、服装や髪型のスタイル、ペット、好きな食べ物などがあります。

　住んでいた家について思い浮かべたなら、台所、居間、家具、庭、窓から見える景色など、できるだけ題材を絞り込むようにアドバイスしましょう。

　実物そっくりに描こうと身構える必要などありません。それよりも、伝えたいポイント（特徴）が強調されていることが重要です。

　絵にはタイトルを付けて、発表会を開きます。

　絵を見ながら、改めて思い出話に花が咲くことでしょう。

メニュー 61 ★★ 課題作文（宿題）

　回想アクティビティでよみがえった思い出を書いておきたいと考える人もいます。そうした前向きな気持ちを後押しするための方法です。
　セッション終了の際に、当日の話題を振り返って、執筆テーマを提案して、作文の宿題を持ち帰ってもらいます。たとえば、
「私の特別な一日」
「初めての仕事」
「もう一度戻りたい時代」
「結婚を間近に控えた人にあてたアドバイスの手紙」
「長生きの秘訣」
など、ちょっとだけひねりを利かした題だと、自分が思っていることを書きやすいようです。
　グループの人たちに読まれることを前提に書いてもらいます。
　文集にまとめるときは、必ず全員の作品を載せるようにします。

書くのが苦手な人には

　このアクティビティでは、書くのが苦手な人が疎外されないための配慮が必要です。ワーカーが聞き書きの労をとって手助けすることで、作文に代えることがあってもいいでしょう。

メニュー 62 ★★ あの時カメラがあったなら…決定的瞬間の思い出

　カメラがあればこの瞬間を写真に残すことができるのに、と思った経験は誰にでもあるでしょう。スマホを持つことがあたりまえな近頃では、そんな経験もなくなってしまったかもしれませんが、昔は、懐かしい友達とあった時、家族が再会を果たす場面、美しい眺め、特別なイベントも、写真に残されていることのほうが少ないくらいなのではないでしょうか。しかし、それらは「思い出」として残っているのです。

　写真は残っていないけれど、そのときのことはよく覚えているという人に、撮りたかった人生の１場面を紹介してもらいましょう。興味深い題材が選ばれ、印象的な語りを聞かせてもらえることの多いアクティビティです。

すすめ方
1) 記憶の中にある決定的瞬間を写した写真が手元にあると仮定して、そこには何が写っているか、写真説明のつもりで話してもらいます。
2) 「どんな出来事があったのでしょう？」と関心を示して、その前後のことも尋ねていきます。

＊写真がとらえているのはハイライト場面であり、１篇の物語の中の決定的瞬間なのです。

人生はドラマだ！

　人生はドラマです。思い出に残る決定的瞬間は、その重要なワンシーンなのです。それだけに思い出の内容は豊かであり、その前後も含めて語ってもらうにはそれなりの時間が必要です。

　参加者から提供された場面を材料にして、それらを織り込んだ劇をみんなで作っていくという、より高度な回想劇のアクティビティにつなげることもできます。(☞メニュー 101)

メニュー63 ★★ 古新聞紙の活用法

　新聞は回想を刺激するのにとてもよい材料です（☞第5章-7）が、記事内容ではなくて、紙としての利用価値に着目して回想を引き出すのも興味深いことです。

　新聞紙は再生資源として利用されるので、家庭では、読み終わった新聞は捨てないでとってあるのが普通です。そして、それが家庭生活においていろいろと役立っています。割れ物のクッション材になったり、大掃除の日に窓ガラスのガラス拭きに使われたり、その用途専用の商品があふれている今日でも、新聞紙で間に合わせる**生活の知恵**は廃れていないようです。

　昔は、もっともっと多様な用途に使われていました。今より貧しい時代でしたから、当然、**節約**の意味も大きかったでしょう。新聞紙は廃物利用の優等生に違いありません。

　回想のテーマとして、**もったいない**という気持ちが取り上げられたとき、さらに絞り込んだ具体的な話題として、古新聞紙の活用法を取り上げることをおすすめします。

　新聞紙がどんなことに使われていたでしょうか。たとえば、

- 和式便所には切りそろえた新聞紙が置かれていました（トイレットペーパーが普及するのはいつ頃からだったでしょう？）
- タンスの敷紙（畳の下にも）
- 弁当の包み紙
- 掃除に利用（濡れ新聞紙をちぎって部屋に撒いて箒で掃き集める）
- カビを防ぐために靴に詰める
- 習字の下書き
- 窓ガラス拭き

など、新聞を使って何かをした思い出をリストアップしていくと、昔と今とでは生活の状況が大きく変わったことを改めて思い知らされることでしょう。

このアクティビティの可能性はとても広く、過去の思い出として語るだけでなく、今の生活にも役立つ古新聞活用法を考えるのも意義深いことです（☞メニュー 90）。

メニュー 64 ★★ フリーマーケットへ出かけましょう

回想オブジェの購入に当てる予算が確保されているなら、参加者と一緒に購入計画をたてることも可能です。

すすめ方の 1 例

以下は、著者（バーニー・アリゴ）が経験した実例です。

回想アクティビティをひととおりすすめたところで、回想コレクション（ワーカーあるいは施設が備えている回想トリガーの収集品）の話をし、それをもっと充実させるには、どんなものがあるといいと思うか、参加者に尋ねました。

追加候補を列挙し、次に、その効用、優先度、入手の難易度なども話し合って、予算内で買えそうなオブジェの「買い物リスト」をワーカーと参加者が一緒に書き上げました。

その後、参加者の数人と一緒に地元のフリーマーケットへ出かけ、買い物リストに載っているものを探す充実した日を過ごしました。

予算をとても有意義に使うことができたと思っています。

メニュー 65 ★★ 回想グループ旅行

　旅の思い出や、休日に出かけた行楽地の思い出がテーマになったときに用いるとよい方法です。ねらいはメニュー44と同じです。
「一緒に連れて行ってくださいませんか」とお願いして、旅の案内役になってもらいます。
　遠くを指さして「あそこに見えるのは…です」とか、お弁当を広げる演技をするなど、その旅の最中であるかのように、さまざまな動作を取り入れてすすめてもらいましょう。
　聞き手のほうも、ただ説明を聞くのでなく、想像力をはたらかせて、その旅を一緒に楽しむつもりで質問します。
　1人の回想がそのようにして分かち合われると、それが呼び水となり、次々と他のメンバーが案内人となって、回想旅行に出かけることができるでしょう。
　大いに楽しめたら、回想劇（☞メニュー101）の創作へとすすめることが考えられます。

メニュー 66 ★★ もしいま、その場所にいるとしたら

　回想していると、ある特定の場所が鮮明によみがえってくることがあります。参加者が思い出の舞台となる場所にふれた時には、その場所に関心を示して、さらに詳しく尋ねてみましょう。
「もしいま、その場所にいるとしたら」という言葉で始める問いかけは、回想を深めるのにとても効果的です。
「どんな景色が見えますか？」「どんな音が聞こえますか？」「誰かと一緒ですか？」という質問も有効です。そこで食事をしたのであれば、匂いや味についても尋ねてみましょう。
　質問が押し付けになってはいけません。本人がすすんで話したい気持ちになっている、そのタイミングをとらえて、適切な問いをはさむのがすぐれたワーカーです。

アクティビティの発展
　他の参加者は、聞き手となってその場所に案内してもらうわけですが、自分も似たような場所の思い出が喚起されて、**懐かしい場所**についての話が盛り上がるかもしれません。その場合は、次のセッションのテーマに取り上げて、絵や地図で再現するアクティビティ（☞メニュー67、83）につなげるといいでしょう。
　また、**なくなってしまった場所や建物**をリストアップする話し合いに発展する可能性もあります。なくなったのはいつ頃のことか、現在そこは何になっているかを確認するなかで、それに関連した思い出が喚起されることでしょう。

場所の詳細を思い出すアクティビティ
　どこで？（場所）は、誰と？（人物）とともに回想の重要な要素です。家族団らんの居間、電車やバスの中、駅、公園、海岸、学校の教室、仕

事場、商店街、路地裏、レストランなどは思い出の中によく出てくる場所です。これらの場所の詳細を思い出すアクティビティは、創作的な活動をめざす寸劇の企画において、場面設定や**背景の製作**に役立ちます。

メニュー 67 ★★ 昔の商店街の地図をかきましょう

　昔の商店街を思い出し、その地図をかいていくアクティビティです。
　日本の地方都市の変貌ぶりは著しく、商店街の「シャッター通り」化が進む一方です。賑やかな都会もどんどん姿を変えています。なくなってしまった店の思い出や、街の変わりようについて語り合ってきた地域住民のグループに適した活動です。

すすめ方
1）まず、その土地の目印となっていた有名店の建物や、生活に欠かせない食料品、日曜雑貨を商っていた店の名前を思い出すことから始めます。

＊今も存続している店があれば、真っ先にそれを表示し、その位置を基準に思い出していくといいでしょう。

2）それらの場所を確定してから、「その隣は？」と記憶を引き出しながら、昔の商店街を地図にしていきます。

＊古い写真があると参考になります。

3）コンビニやスーパーが進出する以前のさまざまな商店での買い物の思い出を、吹き出しを用いて書き込みます。

＊建物や看板、店員さんや商品などの様子を絵にして貼り付ければ、さらに見て楽しめる絵地図の作品が出来上がります。

メニュー 68 ★★ 今では見かけなくなってしまったもの

時代の移り変わりをテーマにして話し合うアクティビティです。

用意するもの
- 今では見かけなくなった物を適当に5～6種類書き出したリスト

＊インターネットを使えば簡単に探しだせるでしょう。できれば画像も添えてA4の用紙1枚にまとめます。それを参加者の人数分用意します。

- 回想トリガーのコレクションの中から、その実物や、写真をいくつか

＊話し合いの参考資料にします。

- 模造紙（会場に白板がある場合は、それでもよい）

すすめ方
1）用意したリストを参加者に配り、テーマを提案します。
2）リストにあげた以外にも「今では見かけなくなったもの」にはどんなものがあるか、参加者に問いかけます。

＊ワーカーは、参加者からあがったものを模造紙（あるいは白板）に書き出していきます。

3）リストアップがひととおり済んだら、内容を整理します。

＊たとえば、食べ物、移動手段、仕事、教育、健康、ゲーム、買い物、家事、ファッションなど、多様な分野に分けられるでしょう。

4）次に、それらがなくなってしまったことについて、感想を求め、しばらく自由に話し合う時間をとります。

＊なくなってしまって困っていることもあれば、なくなってよかったと思うこともあるでしょう。

話し合いのまとめとして、次のような質問を投げかけてみましょう。

「今では見かけなくなってしまったものの役割を、いま代わりに果たしているものは何ですか？」

技術の進歩に伴う環境や生活の変化、時代の移り変わりについては、いろいろな意見があって当然です。昔よりよくなったものもあれば、それほどでもないものもあるといったバランスのとれた意見でまとまるのではないでしょうか。

メニュー 69　★★　二十の扉

昔、ラジオの人気番組に『二十の扉』というクイズショーがありました*。そのやり方をまねた活動です。

参加者に、ちょっと変わった回想のトピックやオブジェを考えてもらい、それを当てるゲームです。1人は出題者（全員が順に交代して出題者になります）、他の参加者は解答者の役回りです。

解答者は、出題者に「それは○○○○ですか？」とYesかNoで答えられる質問を出します。その答えをもとに正解を見つけだします。

質問回数は厳密に20に決める必要はありません。グループの人数に応じて、参加者1人が2回、あるいは3回質問できる（合計約20問）というふうに決めてもいいでしょう

★ 1947年から1960年にかけてNHKラジオ第1で毎週土曜日、夜7時半から30分間放送された。司会は藤倉修一アナウンサー。正解を知っている司会者に向かって、5人の解答者が順番に「それは……ですか？」と質問する。質問回数は合計20。その20の返答をヒントに解答者が協議して「それは○○です」と結論を出す。正解だと藤倉アナは「ご名答」の言葉で締めた。この「ご名答」は当時の流行語となった。

メニュー 70 ★★ 私の宝物を当ててください

　実例【6】と同じように、ジェスチャー・ゲームとして楽しむアクティビティです。

すすめ方
1) 人生の大切な思い出に関係した具体的なモノを思い浮かべてもらいます。
＊それは、今も大事にとってあるものとは限りません。捨ててしまったり、行方がわからなくなったりしていて残念に思うものでもかまいません。
＊なかには、回想によってはじめて、それこそが自分の宝物だったことに気づく人もいるでしょう。
＊自分の宝物を心の中で決めた参加者が次々に出題者となります。
2) 出題者は、その宝物はどんな形で、どれくらいの大きさで、重さはどれくらいだったのかを、身振り手振りで表現します。
＊道具のようなものだったら、その使い方をジェスチャーで演じます。
3) 演じ終わったら、「私の宝物は何でしょう？」と言って、当ててもらいます。
4) ジェスチャーだけで当てるのがむずかしければ、それは「いつ」「どこで」「どのようにして」手に入れたのですか？「なぜ大切なのですか？」「どんな思い出が詰まっているのですか？」などと質問して、言葉によるヒントをもらって考えます。
4) なかなか当たらない場合は、ワーカーが「これまで！」と声をかけ、出題者が答えを明かします。

　実物を持ってきてもらう活動（☞メニュー5）と似ていますが、このアクティビティは実物を用意しなくてもできます。そのねらいは共通しています。大切な物は必ず、その人にとって大切な思い出を伴うものなのです。

メニュー 71 ★★ さて、誰のことでしょう？

すすめ方
1) 参加者1人ひとりに1枚の紙切れを渡します。
2) その紙に、グループメンバーには知られていそうにない過去の経験のいくつかを書いてもらいます。
＊もちろん、知られたくないことを書く必要はありません。
＊自己紹介に添えて話されるようなエピソード（夢中になったこと、珍しい経験、自慢話など）があるのではないでしょうか。「自分は小さい頃こんな子どもでした」というような自己分析でもかまいません。いずれにせよ、本人が知ってもらいたいと思うことを書いてもらえばいいのです。書かれたことにはその人の個性が表われます。
3) 書いてもらった紙は、中身が読めないように、折りたたんで回収します。
4) ワーカーは、集めた紙をよく混ぜてランダムにしてから、1枚ずつ読み上げていきます。
5) 参加者は、それを聞いて誰のことなのか推測し、解答用紙（読み上げ順の番号の横を空欄にしたもの）にその人の名前を記入していきます。
6) すべてが読みあげられた後で、正解が明かされます。
＊参加者は自分の解答結果を採点します。

　ゲーム後、本人が望めば、紙に書いた内容について補足する話をしてもらってもいいでしょう。また、正答率の高かった人に、どのように推理したのか話してもらうのも面白いかもしれません。

メニュー 72 ★★ 功績をたたえ合いましょう

　これまでの回想アクティビティで、自分の好ましい面について気兼ねなく話し合ってきたような人々とすすめるのに適しています。自慢話が苦手な参加者に押し付けるようなことがあってはいけません。

　長い人生を生き抜いてこられた高齢者は、これまでにたくさんのことを成し遂げてこられたはずです。しかし、それらが人に知られ、評価されるとは限りません。表彰されたり叙勲を受けたりした人は別かもしれませんが、多くの人は自分の功績が認められ、たたえられるという経験はあまりなかったのではないでしょうか。

　参加者個々人の功績や社会的貢献の大切さを全員で認識し、たたえ合っていこうという趣旨の下、表彰状づくりに取り組むアクティビティです。

すすめ方

1）表彰すべき事項を書き込みます

＊これまでのアクティビティの中で話されたことを振り返って、その人の功績、能力や長所、人として優れた点などをあげていきます。

＊表彰状の文面にまとめ上げるのは大変なので、参加者の声を列挙すればいいでしょう。

2）その人の功績を象徴する図を参加者に考えてもらいます。

＊たとえば、愛用した工具で仕事や努力を表わしたり、時計を描くことで時間に精確な駅員を象徴したりすることができるでしょう。

＊これといった具体的な形が思い浮かばないようであれば、その人を称賛するシンプルな言葉を大きな字で書き込みます。

3）授与式

＊授与された人に感想を一言述べてもらいましょう。

メニュー 73 ★★ 家事を再現するパフォーマンス

　家事は回想の重要なテーマの1つです。

　家事の思い出は、誰がどのように担っていたのかということと切り離せません。それを再現するパフォーマンスからは、祖父母、お母さん、お父さん、子どもたち、**それぞれの役割**が見えます。

　1つひとつの家事をばらばらに紹介するのでは芸がありません。当時の生活の流れとして筋書きを作り、**寸劇**に仕立てましょう。

　生活の流れは、朝から夜までの1日の流れだけでなく、1週間の流れや、月初めや月末などの視点で見えることもあります。それは当時の生活状況を映しているものです。その中にドラマの種が潜んでいます。

　このアクティビティが上手く運んだなら、さらに本格的な回想劇（☞メニュー101）の創作にすすむことができるかもしれません。

メニュー 74 ★★ このお金を何に使いますか？

　経済は生活の基盤として欠かせない要素であり、すべてのテーマに関係しています。時代とともに貨幣価値も変わります。貨幣の種類やかたちの変化もあります。昔の紙幣や硬貨を回想トリガーのコレクションに加えましょう。回想のテーマにふさわしいお金の話としては、

ものの値段
給料、お小遣い
家計のやりくり

などが考えられます。ここでは、具体的な金額を提示して、その使い道を考えてもらうアクティビティをいくつか紹介します。

すすめ方-1　財布の中の昔の紙幣とコインを数えて

1）一定の額を入れた財布や小銭入れを用意します。
＊紙幣やコインは参加者には懐かしい昔のものを、財布の類も昔使われていたものを用意できれば理想的です。
＊千円、五百円、百円のお札と、十円硬貨を混ぜて合計5千円〜1万円入れておきます。
＊給料袋を提示する方法もあります。その場合は1万円札を数枚加えるといいでしょう。
2）全員で、お金を一緒に数えあげて、金額を確認します。
＊小銭入れや財布を開く行為自体が思い出トリガーとして作用します。
＊コインをテーブルの上に落として、じゃらじゃらと響きのいい音を立ててみましょう。この音も効果的な思い出トリガーとなるでしょう。
3）参加者1人ひとりにお金に触れてもらいます。

メニュー 74　このお金を何に使いますか？

> 4）その後で、そのお金の有効な使い道について話し合います。
> ＊まずは、1人ひとり全員の考えを聞いていきましょう。
> ＊今現在でなく、こうしたお金が通用した時代のことを想像して、そのころ（1970年代以前が適当でしょう）であればどうしたか、あるいは、どうしたいかを話してもらいましょう。買い物や食事を楽しむだけでなく、オシャレ、趣味、娯楽、旅行、教育、健康など、さまざまな使途を思い浮かべて、その人なりの予算配分を考えてもらうのです。

「すべて生活費を管理している妻に渡す」とか「借金の返済にあてる」、あるいは「貯金する」と言う人がでてくるかもしれませんが、それもまた結構。それをきっかけに、興味深い話し合いに発展する可能性があります。

　買い物の優先順位が人それぞれなのがわかり、また、面白い意見にはその人の個性が表われているものです。それを楽しむアクティビティです。どれがもっともよい使い方かを議論したり、結論を求めたりするのはよくありません。

すすめ方-2　買い物リストを作りましょう

「これだけのお金（たとえば1万円）があれば、当時どんなものが買えたでしょうか」
という問いかけをして、買い物リストを作るというすすめ方です。
　単純なすすめ方なので、グループが成熟していない段階ではこの方法をとることをおすすめします。
　上記のアクティビティ（すすめ方-1）で、全員の意見が出そろった後で、この問いかけをして続けるのもよい方法です。

すすめ方-3　昔の十円で、あるいは百円で何が買えましたか？

　小学生の頃、中学生の頃…というように、年代を区切って思い出してもらうのに適しています。

高校生以上となると「千円札1枚で」となるでしょうが、子どもの頃の1日のお小遣いの単位だった十円玉や百円玉1つのインパクトのほうがが回想トリガーとしては強力なのではないでしょうか。

すすめ方-4　お小遣いを貯金して、初めて買ったものは？

この問いも、多くの人の思い出を呼び起こすでしょう。その当時、子どもたちの間ではどんなものが流行っていたか、あこがれの品があがってくるでしょう。

昔はいろいろな**貯金箱**が見られました。それがコレクションされていたら、格好の回想トリガーになります。

メニュー 75　★★　三種の神器…家庭の電化が進んだ時代

昭和の暮らしを思い出していくのに、「電化」はとてもいいテーマです。戦後の高度経済成長期は工業の時代であり、新しい電気製品が次々と生まれました。そして、家庭電化製品の普及は、それまでの生活様式を大きく変えていきました。AIによる自動化が話題になっている今日、オール電化が夢として語られた当時を思うと今昔の感ひとしおです。昔を知る高齢者は現在と近未来の生活に対してどのような感想をもたれるのか、という話し合いにすすむのも興味深いことでしょう。

話題の切り口は、いろいろと考えられます。家庭生活の分野ごとに電化の進み具合と暮らしへの影響を見ていくなら、たとえば、

照明…電球、蛍光灯、照明器具
家事…洗濯機、掃除機、アイロン、ミシン
台所、調理…炊飯器、冷蔵庫、ミキサー、トースター
居間…テレビ、こたつ、扇風機、クーラー

などがあります。新製品を購入した時の「感動」を思い出す参加者もいるでしょう。これらは、住まいの環境（間取り、家具、建具、住宅建築）や家庭生活（主婦の仕事、一家団らん）の変化とも関係しています。家電製品によってどのように変わっていったのかというテーマでの話し合いにすすむかもしれません。

三種の神器

　これはテレビ（白黒）、洗濯機、冷蔵庫を指していて、家庭の電化が進んだ時代を象徴する言葉です。それが当時の庶民の「あこがれの的」だったわけです。1960年代には急速に普及して、その次には「新・三種の神器」として、カラーテレビ、クーラー（冷暖兼用のエアコンはもっと先のことです）、自動車（マイカー）が意識される時代に移ります。

　家電メーカーの最盛期、新製品が次々に発表され、広告合戦もにぎやかでした。それを見て、どれを買うか家族みんなで品定めをしたものです。そのような、家電製品に対する当時の「熱気」をテーマにするのもいいアイデアです。

　製品の特徴、機種選定の決め手、販売店との交渉など、当時のあこがれの品（三種の神器でなくてもかまいません）にまつわるエピソードを話してもらいましょう。

　トリガーとして当時の広告（パンフレット、新聞・雑誌など）を用意すると効果的です。

人気ブランド

　かつては、日立、東芝、三菱、NEC、シャープ、ナショナル（松下）など、名のある電機メーカーのほとんどが、家庭電化製品を出していました。1つの会社のカタログにテレビも洗濯機も冷蔵庫も、その他すべての種類の製品が載っていたものです。現在は、国産メーカーの多くが家電生産から撤退して、総合家電メーカーの国内ブランドは「パナソニック」（旧「ナショナル」）だけです。その間、三洋など消えてしまったブランドもあり、国産家電製品が花盛りだった昔を知る高齢者には、まさに隔世の感でしょう。

当時、好きだったメーカー、ブランド（製品名）を尋ねてみましょう。

商品ごとに、人気ブランドが異なるかもしれません。逆に、ヒット商品に対して、そのメーカー名を思い出してもらう方法もあります。

興がのれば、人気投票にかけるのもいいでしょう。（☞メニュー53）

メニュー 76 ★★ お店での買い物…ショッピングの楽しみ

回想のテーマとして欠かせないものに「買い物」があります。

ネット通販の利用や、巨大スーパーや量販店で買うことが多くなった現在、買い物の様子も昔とはだいぶ違ってしまい、「王様になったような気分が味わえた」昔のお店での買い物を懐かしく思うお年寄りも多いのではないでしょうか。

多種多様な商品を見ることができ、大食堂や屋上遊園もある**デパート**は、家族で出かける行楽の場でもありました。各階の売り場の配置を覚えている人もいるでしょう（ぜひ、現在の様子と比べてみてください）。

また、夢をかき立てられた**ショーウィンドウ**を思い出すかもしれません。

買い物についての思い出は、欲しかったものを手に入れたよろこびだけでなく、どの店で買ったのか、買う決め手になった店員さんとのやりとりなど、さまざまなエピソードを伴っているものです。高価で、欲しくても手にできなかったものもあるでしょう。そんな、買い物に関連する思い出を自由に話してもらうアクティビティです。

回想を聞き終えた後、さらに次のようなアクティビティへと発展させることができます。

テーマの展開例
その1　店の形態、ショッピングの変遷
　話された思い出の数々を、いつ頃のことか、商店街、デパート、専門店、家電量販店など、店の種類に分けて整理して、それを年代順に並べてみましょう。

　もうなくなってしまっている店が少なくないことに気づいたら、そんな昔の有名店の名前をリストアップしてみましょう。

　それらの話題を**年表**にまとめることができれば、さらに意義深いことです。コンビニの出現くらいまでを回想の区切りとすればいいでしょう。そこには、参加者の思い出も書き込みます。

　年表をながめ、「買い物」の変化の大きさを知るとともに、今はどんなふうに買い物の楽しさを求めているか話し合いましょう。

その2　よいお店、客が気持ちよく買い物できる条件
「どんなところにサービスの良さを感じますか？」
「接客態度の良さ（あるいは酷さ）にはどのようなものがあるでしょう？」
という質問は、参加者が経験した具体的な話を引きだすのに有効です。

　客と店員のやりとりについて、昔と今とを比較するという趣旨でもかまいません。

その3　寸　劇
　思い出に残っている店員とのやりとり（たとえば値段の交渉）で話が盛り上がった機をとらえて、ワーカーは、その場面を寸劇にして演じてみることを提案します。

　参加者にお客と店員に扮してもらいます、実際に経験した思い出に忠実にすすめることで、真実味のあるシーンができ上がります。

　「演じる」ということは、かなりレベルの高いアクティビティになりますが、グループ活動の楽しさも一段アップしますので、「話す」「聞く」アクティビティからの発展形として常に考えに入れておきましょう。

メニュー 77　★★　ミステリー・オブジェ

　ワーカーのトレーニング（予行演習）で、回想トリガーとして用意されたモノが、若い人には初めて目にするもので、それがいったい何なのかわからないということが、よく起こります。高齢者同士の回想グループでも同じような光景が見られたことがヒントになって考えられたアクティビティです。

　同じ物でも、生活環境によって、当たり前に知っている人もいれば、使ったこともなければ見たこともないという人もいます。ある人には懐かしい思い出を誘うものも、それを知らない人にとっては??なのです。何なのだろう？と興味を抱かせるモノを「ミステリー・オブジェ」と呼ぶことにします。

　ミステリー・オブジェの候補として、畳針、給食用のミルクカップ、ハンダごて、囲炉裏の自在鉤、豆腐包丁、火鉢の五徳、豆炭あんか、煙突掃除のブラシ、ハエ取りのガラス管、ビリケン人形などはどうでしょう。

　日頃から気にかけて、ミステリー・オブジェになりそうなものを探すようにして、いくつか用意する必要があります。

すすめ方
1) 「見るのが初めての人に、何に使われたものなのかを想像してもらうクイズです」と、このアクティビティの趣旨を説明します。そして、「知っている人は答えを言わないで見守ってください」と伝えます。
2) ミステリー・オブジェを1つずつ提示して、「これは何でしょう？」と問いかけます。
3) もし、全員が知っていたら、そのモノについての思い出を話してもらう時間をとってから、次のオブジェのクイズに移ります。
4) 初めて見る参加者に、これは何かを推理してもらいます。

＊ミステリーを解いていくのは楽しいものです。参加者の想像力は、本当の使い道以外のさまざまな用途を思いついてくれます。予想もしなかったようなアイデアが引き出されることもあります。
5）頃合いをみて、答えを知っている参加者に、正解を導くヒントを少しずつ出してもらうようにします。

メニュー 78 ★★ 回想「お宝鑑定団」

　人気ＴＶ番組「お宝鑑定団」をヒントに考えられたアクティビティです。
　ゲスト、依頼人は、地域の小学生です。高齢者（参加者）が鑑定人、ワーカーは司会者の役回りです。
　学校の先生と連携して進める企画です。事前に学校の協力を取り付け、学習進度に見合ったタイミングで実施する必要があります。

すすめ方
1）学校で、子どもたちは昔の生活について学習する機会をもちます。そして、興味深い絵や写真を見つけたらそれを、または、家にあった今は使われていない用具や、何なのかもわからないものを鑑定団の会場（セッションの場）に持ち寄ります。
2）それら１つひとつについて、使い方や、どんなふうに役に立っていたものなのか、グループの高齢者に尋ねます。よく知っている参加者がそれに答えて、使い方を実演して見せたり、昔の生活について話します。
＊ワーカーは、子どもたちの反応をとらえて、世の中の変化について考えをめぐらせてもらったり、今では同じ用途の作業をどのようにこなしているのか考えてもらったり、話を発展させましょう。

3）子どもたちは教室に戻り、高齢者から学んだことを書いて先生に提出します。
＊子どもたちの学びは、後日、学校の先生をとおしてグループにフィードバックしてもらいましょう。

メニュー 79　★★　親や祖父母がよく言っていたこと

　過去に使われていた言葉やフレーズを思い出し、それを記録に残すアクティビティです。その記録は、昔の人たちの貴重な教訓やユーモアを次の世代へ伝える資料です。

すすめ方
1）自分の親や祖父母が話していたことを思い出して、よく聞かされたことわざや、決まり文句、座右の銘のようなものをあげてもらいます。
＊独特の言い回しや口癖でも構いません。誰がどんなときに言っていたのかを話してもらいます。
2）ワーカー（あるいはコ・ワーカー）は、それを書き出して記録します。
＊ノートを2段に分けて使うといいでしょう。左段にフレーズや言葉を記入します、右段は、それが使われる状況や意味についてのメモ書きに使います。
3）記録内容を整理して、参加者全員でチェックします。
＊参加者に異議のないことを確認した内容を残すためです。
4）ワープロで清書してプリントし、冊子にします。
＊冊子には適当な題名を付けましょう。たとえば、こんなタイトルがありました。
　「人生いろいろ」

「幸せを感じるとき」
「泣いてたまるか」
「家事のコツ」
「ユーモアと冗談」
「褒め言葉と励まし」

記憶に刻まれた言葉

　親や祖父母から得られたフレーズであることにこだわる必要はありません。すすめ方1）は、最初の引き出し役として身近な人の思い出から入ることを推奨したまでです。耳に残っている言葉やフレーズをできるだけたくさん、思い出される限り採録すること、それを次世代のために残すことが、このアクティビティの目標です。

　特定の世代（たとえば、80代以上、団塊の世代）ごとに、好きなフレーズや、影響された言葉、流行語などをあげてもらって、比較するといった活動も考えられます。

メニュー 80　★★★　教訓やことわざを楽しみましょう

　昔よく耳にした教訓やことわざの類がある程度の数集まったら、それを利用して、さらにいろいろな活動が考えられます。メニュー79の発展として取り入れることもできます。

　ここでは、収集した言葉のそれぞれを書き入れたカードを作る作業から派生した、物づくりを楽しむアクティビティや創作的なアクティビティを紹介します。

　以下の具体例以外にも、どんなものが作れるか、アイデアを出し合って、さらにメニューをふくらませてください。

メニュー80　教訓やことわざを楽しみましょう

その1　教訓カード集

カードのデザインを考えて「教訓カード集」を作ります。色をつけたり、イラストを添えたりすれば、絵はがきのような作品が出来上がるでしょう。

その2　タグ、栞（しおり）、ワッペン、ブローチなど

荷札や本に挟む栞を作ってもいいでしょう。ハート型にしたり、造花を付けたりして、ワッペンやブローチのように身につけるアクセサリーにすることもできます。参加者が思い思いに利用法を考えて、それぞれ自由に工夫をこらして小物づくりを楽しむアクティビティです。

小さな円形カードをたくさん使って、それらに穴をあけ数珠つなぎにして首飾りを作った人がいました。色を付けたり、飾りを加えたりしたカードをTシャツに貼り付けた人もいます。

その3　教訓カルタ

回想活動を通じて集められた**教訓**は、日常的な言葉や当たり前に語られているフレーズがほとんどですが、日々の生活から織り出された哲学とも言えるものです。たとえば、
「お金が足らなかったら、買わないでおく」
「間違ったことを言ってしまったことに気づいたら、ごまかしてはいけない」
「仕事ばかりで遊びがなければ、退屈な人生になってしまう」
「人の運命は、神様の手の中にある」
など。いずれも上の句と下の句に分かれていますので、これらをカルタにすることができます。

カルタが完成したら、実戦の楽しみが待っています。

メニュー 81　博物館の展示物の説明文を書きましょう

★★★

　回想の場で分かち合われる思い出は、次の世代へと伝えていく遺産として欠かせないものです。

　地域の博物館などに展示されている古い民具などのオブジェに、学術的な説明文だけでなく、それと関係した思い出を添えたらどうでしょうか。

　オブジェに参加者たちの「いま」の命が吹き込まれることになるでしょう。博物館も歓迎するに違いありません。

　セッションの１日を博物館見学にあてた後、展示物をトリガーとした回想アクティビティを行ない、それをもとに、展示物の説明文を書いていきましょう。

　撮影の許可が得られたら、展示物の写真に説明文を添えて、パンフレットや冊子にまとめておくといいでしょう。

メニュー 82 ★★★ コラージュ

　セッションの発展期には、グループで取り組む創造的な活動へとすすめていくことを考えますが、そこで比較的導入しやすいのがコラージュという方法です。コラージュはアートの一種ですが、普通の絵画作品とは違って、自分たちですべてを描き込んでいくのではなく、新聞や雑誌など印刷物の切り抜きや、布、植物、身の回りにあるガラクタなど、さまざまなものを利用して、それらを組み合わせて1枚の画面をつくりあげます。

　取り入れ方の例を2つあげておきます。

その1　私たちの「お気に入り」をコラージュに

　これまでのセッションをとおして、参加者から「自分の好きなもの」について話してもらえたら、それに続くアクティビティとして取り入れます。

　参加者が思い出した「お気に入り」の1つひとつをイラストや絵にしたものがコラージュの材料（上述の「切り抜き」にあたります）になります。写真を見つけてきても結構です。実物があれば、その写真を撮りましょう。

　好きな食べもの、服、音楽、映画スター、歌手、趣味のコレクション、ご褒美、自分の宝物など、話題に上ったものすべてを視覚的材料として用意しましょう。それらを1枚の大きな紙に貼り付けて、コラージュ作品にまとめ上げるのです。

　作品としてまとめるためには、テーマをもたせる必要があります。

　まずは、どういった内容を中心にするのか話し合います。その上で、構図を決め、材料の組み合わせや配置を考えます。簡単な文章を入れるのもいいでしょう。作品には参加者全員の好きなものが反映されていなければなりません。それらのすべてを関係づけるようなテーマ、すなわ

ち題名を考えることが重要です。

「お気に入り」の材料以外にも、作品を美しく飾るために色紙や布、紙で作った花なども貼り付けるといいでしょう。

　全員が満足する作品を完成させるには、数回のセッションを要するでしょう。

その2　特別な日の思い出をコラージュで表現する

　たとえば、「海辺で過ごした日」というテーマで話し合われたとします。

　こうした話題は、さまざまな感覚を呼び起こすものです。そして、思い浮かべる風景の中には具体的なものがたくさん含まれています。思いつくままにあげただけでも、

　海、空、雲、砂浜、松林、岩場、打ち寄せる波

　蟹、貝殻、打ち上げられた海藻、流木

　水着、麦わら帽子、浮き輪、双眼鏡、ボート、釣り竿、バケツ

　カモメ、魚

等々。

　最初にあげた、海や空などは大きな背景として描きますが、それ以外の1つひとつは別々に描いて、その形に切り抜いて、コラージュの材料にします。それに参加者のアルバム写真を加えることができればなおよいでしょう。新聞や雑誌のコピーの切り抜きも利用できます。

　適当な大きさのものなら立体的な実物を貼り込むことも可能です。

　海辺から連想した詩や歌、また感動や印象を表現した単文などをカードに書いたものもコラージュに加えたいという参加者が出てくるかもしれません。

　テーマ、作品のサイズ、構成、材料の選択、色づけなど、グループ全員で話し合いながらすすめましょう。個人の好き嫌いは遠慮なく表明してもらってかまいません。そうした共同製作を全員が楽しめているということがもっとも重要です。

メニュー 83 ★★★ 懐かしい場所を復元しましょう

　回想アクティビティの導入に適したものとして、思い出の場所を参加者銘々が地図に記入していく実例【4】を紹介しました（第2章52頁）。これはそこからさらにすすめて、**誰もが懐かしく思い出す特定の場所**について、参加者の思い出をもとに、そこがどんな場所だったかを詳しく紹介する絵、またはコラージュの共同製作をめざすアクティビティです。

　参加者が昔の写真を持ち寄ったり、思い出に残っていることを絵にかいたりするセッションの間に計画するのが一般的なすすめ方です。そこで得られた材料を使って製作することで、グループ独自のより豊かな表現が実現するでしょう。

　そんなにむずかしい作業ではありませんが、時間と労力が求められます。

用意するもの
テーマとなる場所選びの参考資料
＊写真、図、印刷物、そのコピーなど
＊題材としては、故郷の自然（海、山、川）、駅前、学校、遊園地、商店街、お祭り広場、神社や寺の境内などが考えられます。

すすめ方
1）参考資料を見て、思い出すことと、それはどこでのことであったか、具体的な場所の名前を尋ねます。
＊参加者全員に、懐かしく思う場所を答えてもらいます。
2）ひととおり思い出の場所が出そろったら、その中から、全員が知っていてグループで思い出を分かち合える場所を選びます（テーマの決定）。
3）その場所の思い出を語り合います。
＊必ず参加者全員に発言する機会を与えます。

＊話されたことは記録しておきましょう。
4）話し合われたことをもとに、復元図をつくることを提案します。
＊どんな絵をどういう手順でつくり上げるか、その計画から参加者に任せてもいいのですが、以下に述べるのは、絵の苦手な人でも参加しやすいコラージュという方法（☞メニュー82）をワーカーが助言してすすめる方法です。
6）参加者の賛成が得られたら、製作に取りかかるのは次回にして、その場所に関係した写真その他の資料をもっと集めることを宿題にします。
＊その場所について興味がわいて、歴史を調べたりする人が出てくるかもしれません。大いに歓迎しましょう。そうして得られた知識がグループで共有されるのも意義深いことです。もちろん、それも作品の材料になります。
7）参加者が持ち寄った材料やイラストを配置して、全体の構成を決めます。
8）そこに参加者の回想内容が書かれたキャプション（上述3）の話し合いの記録の抜粋）を貼り込んでいきます
＊キャプションには誰の回想によるのかも明記しておきましょう。
8）出来上がったらタイトルを考えます。
＊タイトルの下に、場所の名称、所在地、いつ頃のことかを必ず書き入れます。

メニュー 84 ★★★ 思い出のワンシーンを絵にしましょう

　印象的な思い出のワンシーンを絵にするアクティビティです。具体的な対象として取り出せる1つのものを描く（☞メニュー60）よりは、高度な能力を要する作業になるので、時間もたっぷりとる必要があります。

　題材としては、楽しかったこと、感動したことを選んでもらいましょう。すぐに見つからないようであれば、

「恋人と素敵な時間を過ごした」
「お祭りで神輿をかついだ」
「相撲の巡業がやってきて観戦した」

などの例をヒントにあげて、しばらく考える時間をとります。

作品の鑑賞

　出来上がった作品はグループ全員で鑑賞し、本人の解説を聞きましょう。

　その内容に合う音楽をBGMとして流すという趣向も楽しいでしょう。映画のサウンドトラックと同じです。

　感動的な話が聞けたら、回想劇（☞メニュー101）への発展もあり得ます。

代 筆

　絵が苦手な人に対しては、ワーカーが手助けしてもかまいません。参加者を困らせてしまってはアクティビティの意味がありません。ときには、その場の状況を説明してもらって、その人に代わってワーカーが筆をとることがあってもいいでしょう。もし、代筆することになったら、

思い出を大切に扱い、ていねいに、細部まで気を配り、その人と一緒にすすめることが大事です。くれぐれも思い出の内容に非難や疑問を投げかけることがないように。あるがままに受け止めなければなりません。

メニュー 85 ★★★ 工作を楽しみましょう…手作りおもちゃ大会

　昔の庶民にとって、おもちゃ屋さんの店頭に並べられたおもちゃは高価なもので、特別なプレゼントでもなければ買ってもらえませんでした。子どもたちは、家のなかに転がっている生活用品や、放っておけば捨てられてしまうようなもの、たとえば、空き缶、空き瓶、マッチ箱、糸巻き、端切れ、端材、輪ゴムなど、また、木の枝、竹の棒、ドングリ、ジュズダマなど自然のもの、すなわちタダで手に入れたものを使って遊び道具を自作したものです。

　親やお兄さんお姉さんに作ってもらい、自分も大きくなってから小さな子に作ってあげたものもあるでしょう。竹馬やお手玉などはそうして伝承されました。こうした遊び道具を作る工作の話題が出たら、それを再現するアクティビティを提案してみましょう。

手作りおもちゃの例　（　）内は材料

- 着せ替え人形、紙相撲、紙ヒコーキ、吹き矢（厚手の紙…新聞の折り込み広告、古雑誌、カレンダーなどの廃物利用）
- お手玉（端切れ、ジュズダマ）
- 糸巻き戦車（ミシン用糸巻き、輪ゴム、割り箸、ロウソク）
- 独楽（牛乳瓶のふた、ドングリ、楊枝）
- ぶんぶんごま（ぼたん、糸）
- 缶下駄（空き缶、紐）
- 竹馬、竹とんぼ、水鉄砲（竹）

こうしたおもちゃの詳細な作り方は、インターネット上で見つけることができるでしょう。とはいえ、ここで必要となる技術や知識は、参加者の思い出の中から探りだすことが基本です。当事者の回想が主役なのです。お手本どおり「よくできました」で終わるのでは回想アクティビティの意味が失われます。

世代間交流

　出来上がった手作りおもちゃを使って遊ぶ日を別に設定して、子どもたちに参加してもらえば、世代間交流のよい機会となるでしょう。地元の小学校の課外学習に取り入れてもらえるかもしれません。

メニュー 86　★★★　紙と鉛筆があれば

　子どもの頃の遊びを再現する一連のアクティビティの1つです。回想の焦点を、紙と鉛筆を使った遊びに絞ります。遊び道具やおもちゃがなくても、その場でできる遊びがありました。外で遊べない雨の日でも、ひとりぼっちでも、何かしら見つけて楽しんでいたことを思い出してもらいます。

　手元に紙と鉛筆があったら、どんなことをして楽しみましたか？

と問いかけます。図画や習字の時間とは別の自由時間のこと、すなわち遊びとして行なわれたことを思い浮かべてもらいます。道具の持ち込みが禁じられていた学校の休み時間に教室の机で楽しんだこと、というようなシチュエーションを設定してもいいでしょう。ただし、ここでのテーマは「休み時間」ではなく、紙と鉛筆を使った「遊び」のほうです。「こんなことをして遊んだ」という人がいると、他の参加者からも、そ

の種の遊びが次々とあがってくるでしょう。

　単純に「絵をかいた」ということに対しては、どんな絵をかいたのか、具体的な題材を教えてもらう必要があります。漫画だったら作品名や登場人物の名前があがるでしょう。関心や好みの傾向が、男子（飛行機、軍艦、自動車…）と女子（花、洋服、目の大きな女の子の顔…）で違ったことも懐かしい話題になるでしょう。

　よくあがる例としては、「あみだくじ」「迷路」「一筆書き」があります。それ以外にも、6角形の鉛筆をサイコロの代わりにして、ゲームを創作したというような話が聞けるかもしれません。

　用意するのは紙（コピー用紙でいいでしょう）と鉛筆だけでいいのですから、その場ですぐに再現できます。

絵かき遊び

　へのへのもへじは誰でもかいたことがあるでしょう。そのバリエーションや、それとは別の「文字絵」を思い出してくれる人がいるかもしれません。歌に合わせて、決まった書き順でなぞれば出来上がりとなる「絵かき遊び」もありました。

　再現できたものはファイルして保存しましょう。貴重な回想コレクションになります。

対戦を楽しむゲーム

　斜めに立てた鉛筆の上端を指で押して紙の上を滑らせることでできた線を、航跡や弾道に見立てて遊ぶ紙上「戦争ごっこ」は覚えている人が多いと思います。しかし、ルールを精確に思い出せるでしょうか？　また、そうしたゲームは子どもたちの創意工夫によって、さまざまなバリエーションがあり得ます。

　参加者同士で記憶を探る話し合いによって、それが明らかになるのも興味深いことです。自分たちのグループバージョンのルールで再現して楽しみましょう。（☞メニュー87）

メニュー87 ★★★ 「遊び文化」の研究

　子どもの頃の遊びは回想の宝庫です。最近は、地域の子どもたちが自主的に集まって遊び仲間を形成して、活発に外遊びをしている姿をあまり見かけなくなりました。そもそも子どもの数が少なくなってしまったということもあるでしょう。昔の子どもたちが形成していた**遊び文化**は、伝承されずに失われてしまうのでしょうか。瀬戸物やタイルのかけらで石けりをしたり、五寸釘で釘刺し遊びを考えたり、木の棒や新聞紙を丸めた刀でチャンバラごっこをしたり、花で首飾りを作ったり、葉っぱの食器に花びらや種をご馳走に見立ててままごと遊びをしたり、それらはみな、創意工夫にあふれた子どもの文化だったのです。回想アクティビティがそれらを復元することは、参加者が楽しむだけでなく、**文化の伝承**に貢献する有意義な活動です。その記録は学問的にも貴重な資料となるでしょう。

　鬼ごっこや隠れんぼのような単純な遊びや、遊び道具やおもちゃ、室内ゲームで今でもすぐにできそうな遊びは他のメニューで取り上げています（☞メニュー56、57、58、59、85、86）ので、ここでは、

面白くて熱中したことは覚えているけれど、ルールの詳細や、どこに熱中させる要素があったのかよく思い出せないもの
＊たとえば「水雷艦長」。複雑なルールが決められていて、2つのチームに分かれてたたかうゲーム性の高い遊びです。「Sケン」も昔どおりに再現するのはむずかしいようです。

1つの遊びでも、その遊び方には幾通りもあって、簡単なルールは覚えていても、もっともワクワクしたはずの高度な遊び方が思い出せなくて、もどかしく思うもの
＊たとえば、メンコやビー玉。さまざまな遊び方のすべてを知ってい

メニュー87 「遊び文化」の研究

　　　る人はいないのではないでしょうか。お手玉やおはじきも同様です。石けりも、縄とびも、どれくらいの遊び方を思い出せるでしょうか？

に関心を向けます。そうした問題をグループの「研究テーマ」として追究し、再現をめざすアクティビティです。

　かなり高度な活動になるので、いきなり提案するのは無理です。遊びをテーマとするアクティビティを経験してきて、さらにこのテーマを深く追求したいという意思確認ができた、成熟したグループに向いています。

　もっと知りたいという参加者の意欲だけでなく、ワーカーの助言とサポートが不可欠ですが、1人では思い出せなかったことがグループの力ではっきりしてくるプロセスは、生涯学習に通じる楽しさを体験することになり、実際に再現できたときは大きな満足感が得られるでしょう。

すすめ方
1) 参加者の記憶の中にある、子どもたちが集まって熱中した遊びを各自1つずつあげてもらいます。
2) その遊び方（ルール）と、どこが面白かったのかということも話してもらい、他の参加者の理解と照らし合わせます。
＊同じ遊びでも、ルールが違っている場合もあります。
3) みんなの記憶を出し合って、遊び方がはっきりしたら、全員で確認して、すべてのバリエーションを記録に残します。
4) はっきりしなかった遊びや、遊び方のバリエーションをもっと知りたいということがあれば、それを研究課題として、正確な再現をめざすアクティビティを続けます。
＊参加者全員の意思一致が必要です。テーマの選定についても同様です。
＊調べ方について話し合い、わかったことを次回持ち寄ることにします。
5) その結果について話し合います。
＊情報の多くは、図書館で参考図書を探したり、インターネットで検索したりして得られたものになるでしょう。しかし、それが今の高齢者の記

憶にある「昔どおり」とは限りません。何が違うのかを話題にすることも大切です。

6) 遊びを再現する

＊必ずしも、それが昔どおりの再現である必要はありません。実証研究とは違います。

＊全員が納得できる遊びのかたちを創作できたら、それはそれで素晴らしことです。

＊高齢者には体力的に無理なことや危険なことはすすめられませんが、参加者の間から自然と「やってみよう」という声があがったら、ワーカーはその実現を手伝います。一緒に楽しみましょう。

　長い間忘れていたゲームを再現して楽しむことは、演劇に通じる創造的な活動です。

　合図のかけ声や、遊び仲間との交流のエピソードなども「遊び文化」の一側面です。そのような思い出を記録に残すことも貴重な研究になるでしょう。

あやとり、折り紙

　あやとりや折り紙となると、この種の研究課題からはちょっとずれるように思います。ゲーム的な遊びの側面よりも、創作的な側面が強いからです。しかし、参加者の関心が高く、技法（作り方）をもっと知りたい、やってみたいという希望で一致すれば、研究的に取り組むテーマとして取り上げてもいいでしょう。

　その場合は、創作的なアクティビティの実践につなげて、作品の展示会や創作発表会をめざしましょう。

メニュー 88 ★★★ 回想ディスクジョッキー

　グループの音楽の好みがわかり、ワーカーのあなたもそれが気に入るようであれば、ラジオの音楽番組のように楽しめる回想アクティビティを計画してみませんか。

用意する物
回想トリガーとなる「懐かしのメロディー」のリスト

すすめ方
ワーカーがディスクジョッキー（司会、パーソナリティ）に扮して、
1）曲の紹介をし、参加者から、それにまつわる回想を引き出します。
2）曲をかけます。
3）聴き終えたら、感想を話し合います。

　番組がスムーズに流れるように、かける曲の順番や、ちょっとした話題提供を織り込む工夫を考えたりするのは、さまざまな能力とセンスが必要です。総合的な芸術作品を作るつもりで取り組まなければなりません。それをリードするには、ワーカーの力量が問われます。

企画会議
　曲の選択から、番組の構成、番組のタイトルまで、グループ全員で話し合って決めていくというすすめ方も考えられます。目標とするイメージが共有できれば、興味深い話し合いをもつことができるでしょう。

放　送
　本番の模様は録音しておきましょう。施設の放送で流してもらえるかもしれません。

メニュー 89 ★★★ 回想料理ショー

　調理や食事の準備というのは、人間がもっている感覚のすべてを活用するという性質から、回想にはもってこいのアクティビティです。

　語られた思い出の中に出てきた**郷土食**、お餅、ぼたもち、山菜おこわ、うどん・そば、団子、まんじゅうなど、思い出トリガーになりそうな食べものも、今ではほとんどのものが商品化されていて、家でつくることが少なくなってきました。また、田舎でも大きなスーパーで食材を購入するのが一般化したせいもあり、食生活も都会と大した違いは見られないようです。しかし、自分の家で手作りしたことや、子どもの頃それを手伝ったことを懐かしく思い出す人は多いことでしょう。

　家によって作り方が微妙に違っていたりするのも興味深いことです。

　セッションがすすむなかで、昔の**手づくりの味**を懐かしく思う気運が生まれたら、自分たちの手で再現する料理アクティビティに挑戦してみましょう。

　料理は、食事を楽しむことが目的ですが、材料の調達、調理器具、調理の腕前、食器、盛りつけのすべてに気を配らなければなりません。

　また、料理が苦手な人にも受け持ってもらえる役割がいくらでもありますので、全員参加の楽しい刺激に満ちたアクティビティが実現することでしょう。

　参加者の経験に裏付けされた知識や技を発揮してもらいましょう。

　段取りよくすすめる計画性、グループで行なう際の分業、リーダーの存在とリーダーシップの発揮も重要です。最初にレシピのアイデアを集めるところから、料理の途中の味見まで、人間の持つ感覚がフルに活用されることとなります。

　何をつくるか（献立）は、季節（旬の味を楽しむ）や祭、行事、祝い事などと関連をもたせて決定するのもいいでしょう。**食事会**の話題につながります。

料理は、回想劇（☞メニュー101）に匹敵する「総合芸術」と言ってもいいくらいです。それで「美味しい料理」が味わえたなら、最高の達成感が得られるでしょう。

公開イベント

アクティビティは、何よりも参加者が楽しめることが重要です。厳密さを求めすぎたり、失敗を恐れて緊張してしまったりしたら楽しめません。テレビでは、調理学校の講師が主役の料理番組とは別に、料理をテーマにしたショー番組が人気となっています。このアクティビティはその料理ショーをモデルにして考えるといいでしょう。

せっかくの「料理ショー」ですから、グループ以外の人にも知らせて「観客」としての参加を歓迎しましょう。もちろん、できた料理の試食にも参加してもらいましょう。

メニュー 90 ★★★ リユース・アート

リユース・アート（Reuse Art）とは、それまでは廃棄されていた端材や廃材を、芸術的な作品の素材に用いたり、さまざまな品物の材料に利用したりして、よみがえらせる活動のことです。いらなくなったものに新たな使い道を考えてリユース（再利用）することに価値を見いだすことは、資源のリサイクルとともに、現代の生活を見直すことにもつながります。

「もったいない」精神をテーマにして話し合ってきたグループの発展期に取り入れたいアクティビティです。夏休みの宿題で昆虫採集をした人は、提出する標本箱には菓子箱を利用したことを思い出すのではないでしょうか。工作の材料も同様で、箱（木、ボール紙）、缶、包装紙、紐、など、家にあったものを利用することが多かったはずです。それらは立

派なリユース・アートだったわけです。（☞**メニュー85**）

　古着を材料にしてバッグを作る、牛乳パックからペン立てや箸立てを作る、余ったタイルを木材に貼り付けて鍋敷きにするなど、参加者が思い思いに物づくりを楽しむアクティビティです。

　手作業に集中することは、さまざまな感覚を刺激し、脳を活性化させます。自然に言葉も出てきて、会話も生まれるでしょう。

すすめ方
1）材料（不要になったもの）を収集します。
＊新聞紙、段ボール、布きれ、木片、空き瓶、ふた、木の枝、貝殻など、何でも。
＊地域の工場やメーカーなどが不要なもの、端材や不良品を提供してくれるかもしれません。協力企業にとっては地域貢献活動になります。
2）参加者に好きなものを手に取ってもらい、どんなものに活用できるのか考えてもらいます。芸術的なインスピレーションがはたらくのも大いに結構です。
＊作品をイメージすることが苦手な人がいることも考えられます。その場合には、作品の見本（参加者に「これくらいなら自分にもできそう」と思ってもらえるもの）を数種類、あらかじめワーカーが準備しておくとよいでしょう。
3）メージが固まったら製作にかかります。
＊必要な工作道具は、ある程度のもの（糊、ボンド、定規、ハサミ、カッター、のこぎりなど）は主催者が用意しておく必要があります。
＊セッション当日に完成させるのは無理でしょう。それ以降は、自主的な活動をワーカーがサポートすることになります。製作には何日かかってもかまいません。
4）出来上がった作品の発表会を開きます。
＊作者本人がどう楽しめたか、作りながら思ったことを話してもらいます。
＊出来映えを競う品評会ではありません。

　地域のコミュニティセンターなどで展示してもらえれば、参加者の達

成感はより大きなものとなるでしょう。リユースの意義を社会に知らせる意味もあります。

メニュー 91 ★★★ 写真の場面を再現しましょう

　メニュー3の発展形として考えられる、演劇的な要素を加えたアクティビティです。
　参加者が持ち寄った写真の中に、家族や友人と楽しそうに過ごしている様子を写したスナップや記念写真を見つけて、それがグループ全員の思い出を喚起しているようであれば、ワーカーは、写真に写っている場面を「いまここで再現してみませんか」と提案して、参加者が写真の中の人物になりかわり、昔々のその日そのときに楽しんでいたことを想像して演じるという活動に誘います。
　趣旨はメニュー60と同じですが、こちらは、目の前にある写真を見てその前後を想像してもらいます。写真は動きが止まっていますが、それはドラマの1場面なのです。その前後を考えて、動きのある出来事の流れとして再現します。
　再現とはいっても、事実の忠実な再現ではなくて、写真に写っている事実を素材にした創作的な活動になります。全員に役割をふってドラマに参加できるような寸劇に仕立てる必要があります。そのための話し合いも、このアクティビティの重要な要素です。

写真の持ち主の承諾

　この活動を行なうには、写真の持ち主が、その写真をもとにグループで演じることを承諾していなければなりません。活動の趣旨と目的を理解して、やってみたいと、本人が心の底から感じることが大切です。
　配役、ドラマの内容など、この活動に関するすべての最終決定権は、

本人にあるということを、参加者全員が了解してから始めましょう。写真の持ち主本人の楽しみや喜びを再現することが、この活動の一番の目的だからです。

メニュー 92 ★★★ 人生の１場面を切り取った寸劇

　対立と緊張があり、やがて解決を迎えるものが、ドラマというものです。思い出の中にこうした要素が含まれていれば寸劇の題材になります。
　１場面を切り取った短い寸劇では、観客の感動を呼び起こすような劇的な効果を追求する必要はありません。みんなで楽しむこと。それで十分です

寸劇によく取り上げられる題材
その1　門　限
　夜は何時まで帰らなければならなかったかという話題です。遊びに出かける子供と親の会話。門限を巡って「対立と緊張」があったものです。
　寸劇上演後は、現在と比較して思うことなど、生活時間の変化について話し合われるでしょう。

その2　厳しい先生
　教室で行なわれた「お仕置き」というのは、忘れられることはないようです。虐待に近い体罰や、いじめのような暗い（楽しめない）話は避けるべきですが、子どものいたずらと、それを叱る先生のことであれば、笑える思い出になっていて、学校時代のトピックとしてよく取り上げられます。

その3　就職試験と面接

就職試験、とくに面接を受けたときの思い出もよく話題になります。その場面を再現します。「さて、面接の結果、無事就職できたのでしょうか。それとも…」と、想像が刺激されて話が盛り上がります。

その4　仕事を教えて下さい

高齢の参加者本人が職人や専門家、あるいはその職種に携わっていた人がいれば、その人に教える側の立場を演じてもらい、ワーカーや若い参加者が生徒や教えを受ける側を演じます。

「今日は新人が仕事場へ出る初めての日です。教える側は、初心者に仕事を教えていかなければいけません」という場面を設定するといいでしょう。

メニュー 93　★★★　回想スキッフル・バンド

スキッフル（Skiffle）とは身の回りにあるもので音を出したり、楽器を手作りしたり、型破りの方法で演奏を楽しむ音楽のスタイルです。昔、アメリカやイギリスで流行した時代があり、その影響はジャズやロックの自由奔放な演奏に引き継がれていると言われています。

音楽が好きで、体を動かすのもいとわないグループには、きっと楽しんでもらえるアクティビティになるでしょう。参加者の中には、若い頃実際に仲間とバンドを作って熱中した人がいるかもしれません。

洗濯板、盥、バケツ、やかんなど、家の中にあるほとんどすべてのものが打楽器として使えるのではないでしょうか。回想コレクションとして収集したものや道具類もその対象になります。カスタネットやタンバリンなどの簡単な楽器、鈴や笛、おもちゃのガラガラやデンデン太鼓も使えばいいし、また、おはじきや豆を、お茶の缶やペットボトルに入れて鳴らすなど、自作楽器を考えるのも楽しいものです。

全員でできそうな曲を参加者に決めてもらいますが、この場合はリズム感のある曲が合っているので、それとなく助言するといいでしょう。

回想コレクションの中から、または自分の家にあるものを持ってきて、参加者全員が自分の「楽器」を手にとります。そして、どこでどの音を鳴らすと効果的かをみんなで考えながら演奏を組み立てていきます。

誰か1人は伴奏楽器の奏者が必要になるでしょう。ワーカーが引き受けてもいいし、ボランティアで音楽の専門家の協力を得られればなおよろしい。（☞メニュー30）

かなり創造的な活動になるので、完成すれば大きな達成感が得られます。練習を重ねて、ぜひ発表会にまでもっていきましょう。

メニュー 94 ★★★ 回想エクササイズ

好きな音楽に合わせて体を動かすエクササイズ（健康にいい運動）を創作するアクティビティです。これが回想アクティビティである理由は、エクササイズを構成する動作に思い出と関係したものを取り入れるからです。たとえば、

- 洗濯、アイロンかけ、靴磨きなど、家事やお手伝いの適度な運動量の動作
- 農作業、大工仕事、運転など、仕事に伴う動作
- お手玉、けんけん（片足跳び）、フラフープなど、遊びの動作

などが候補になります。さらに、これまでのセッションで、ジェスチャー（☞メニュー42、70、73、実例【6】）、ポーズ（☞メニュー17）などのように、動作が重要な役割を果たすアクティビティが行なわれていれば、参加者の印象に刻まれた動作がいくつかあるのではないでしょ

うか。

　これらの動作を一連の流れにまとめ、それに、音楽に合わせて自然と出てくる動きを加えれば、穏やかなエクササイズが完成します。

すすめ方
1) 音楽を選びます。
＊みんなが知っている曲で、動作がスムーズに合わせられるような音楽はどのようなものでしょうか？　それを選ぶ話し合いから始めることになります。
2) 以下のどちらかを選びます。
❶ グループ全員が話し合って1つのエクササイズを完成させる
❷ 参加者1人ひとりが、自分の好きな動作を自由に取り入れて、独自のエクササイズを完成させる
＊どちらの方法を選ぶかは、参加者の決定にゆだねます。ただし、流す音楽は同じにします。

　重要なのは、穏やかなエクササイズとして演じやすいものをつくることです。舞踊やバレエ作品を作ろうとしているのではありません。
　とはいえ、結果として素晴らしいエクササイズが出来上がるかもしれません。そんなときは、みんなで練習して、その成果を録画しましょう。

メニュー 95 ★★★ 作　曲

　参加者の中には楽器を演奏できる人がいるのではないでしょうか（☞メニュー 30）。自分で作曲をしたことがあるという人もいる可能性があります。その場合、サポートがあれば、新しい曲を作りだす活動が可能です。挑戦してみましょう。

　このアクティビティによって、参加者がもっている創造の可能性には終わりなどないということが証明されるでしょう。

すすめ方
1) 回想内容をヒントにして、参加者それぞれが曲想を思い浮かべます。
2) それを口ずさんでもらい、採譜します。
3) 採譜したメロディーを材料にして、1つのまとまった曲に練り上げていきます。
＊その都度ピアノで弾いてもらうなどのサポートが必要なことは言うまでもありません。ワーカーや参加者の技量では難しい場合は、音楽家の協力を得る必要があります。
4) 曲が完成したら、楽器ができる人に演奏してもらい、鑑賞会をひらきます。
＊グループ以外の施設の人たちにも聞いてもらいましょう。

認知症の人と
　認知症を患う人々とすすめられている興味深い作曲プロジェクトが幾つもあります。音楽を理解する人と、作曲に関する専門的な知識の助けがあれば、そんなにむずかしい活動ではありません。入所者の中に隠されている創造力の育成に一役買えることを思うと、ワクワクしてきませんか？

メニュー 96　詩　作
★★★

　グループで思い出を1つの詩に仕上げましょうと提案すると、驚きと、本気で言っているの？という疑いが混じった反応が返ってくるかもしれません。参加者の中には、詩を書くこと自体したことがない人もいれば、書いてみようとしたものの上手くいかなかったという人も多いことでしょう。しかし、心配はいりません。このアクティビティは、そうした個人的な創作とはまったく異なるアプローチで行なうものです。

　グループ内で話し合われてきた回想内容をベースにして、参加者全員が協力して何かを生みだすよろこびを味わうことが、このアクティビティの目的です。

　参加者には「思い出に残っている言葉」「その音やリズム感、そして意味をとおして人にインパクトを与えてくれる言葉」が詩になるということだけ説明して、肩の力を抜いてもらってから始めましょう。

すすめ方-1
1) テーマを選択します。
＊語られた回想内容のなかから、1つ選んで言葉にします。たとえば「遠足」「運動会」「お正月」「故郷」「初恋」など、全員が合意できた言葉を詩の仮題にして始めます。
2) 題名から思い浮かんだことを、各参加者は2行だけ書きとめます。
3) それを全員が披露します。ワーカーはそれを書き出します。
＊人数×2行の詩の材料が揃ったことになります。これを使ってみんなで詩に仕上げていくことになります。
4) 材料の行の並べかえを話し合います。
＊冒頭の行、最後の1行に何をもってくるかをまず決めるといいでしょう。
5) 字句を手直ししたり、より効果的な表現に変更したり、推敲の時間をとります。

6) 全員が合意して、詩が完成したら、改めて題名を付けます。
＊それも全員で話し合って決めましょう。もちろん、仮題そのままでも構いません。
7) 完成した詩を、参加者の1人に大きな声で読んでもらいます。

すすめ方-2

　感覚を1つひとつ取り上げて、どう感じたかを書き出していき、それを詩の材料にするやり方です。たとえば、「海」の思い出がテーマだとすると、

1) 海辺で何が見え、聞こえ、どんなものに触れたか、味覚や、匂いについても思い出すことはないか、また、海辺でどんなことをしたか、尋ねます。
＊たとえば「水平線」「青い海原」「白い波頭」「波の音」「子どもの歓声」「砂遊び」「貝殻拾い」「潮風のにおい」「蟹に手をはさまれた」など、たくさんあがってくることでしょう。
2) 参加者から出てくる意見を、単語や1つのフレーズにまとめて、すべて書き出していきます。
＊適当な大きさの紙片（カード）を用意して、それに1つひとつ書くようにしましょう。
3) 単語やフレーズの書かれた紙片を折って、中を見えないようにして、箱の中に入れます。
4) この箱を持ってグループ内を回り、参加者に抽選のように1枚ずつ紙をひいてもらいます。
5) 箱から取り出された順番に、そこに書かれた言葉をつなげていきます。これを詩の草稿に見立てます。
6) 以下は、すすめ方-1の4)以下と同様です。

メニュー 97 ★★★ 物語を作りましょう（リレー作文）

　回想コレクションを使って、グループで筋の通った話を作りあげていくアクティビティです。

用意するもの
手に取ってもらえる大きさのさまざまな回想トリガー

すすめ方
1）用意された回想トリガーの数々をテーブルの上に並べます。
2）参加者の1人が、その中から1つを選んで手に取り、それにまつわる自分の思い出を語ります。
3）次に、別のメンバーに別の1つを選んでもらいます。そして、同じように手に取って話してもらうのですが、その時「最初の人の話とつながる形にしてください」とお願いします。
＊順番は、前の話に触発された人に手を上げてもらってその人を指名して全員に回るのが理想的です。立候補者が出なければ席順に進めるのでも構いません。
4）参加者全員が1つずつを手にとって、一巡します。
＊残った回想トリガーがある場合は、2回目を促して（話し手の立候補者を募りましょう）、すべてのトリガーを使い切るまで話を発展させてもいいでしょう。
5）ワーカーはこの話を書きとめます。
＊参加者の1人に記録係になってもらってもいいでしょう。

たとえば
　グループの1人が縄跳びの縄を選んで、次のように話を始めたとしましょう。

メニュー 97　物語を作りましょう（リレー作文）

「ある日、裏庭で縄跳びをしていたら、友達が私に会いに来てくれました…」

次の人はカメラを手にとって、
「この友達は写真を撮るのが大好きです。これから写真を撮りに行くので、一緒に行かないかって、誘いに来てくれたのでした」と話を続けます。

また次の人は、クレヨンを手にとって
「私は絵をかくのが好きなので、写生をしようと思いました」
…

こんなふうに、続けばいいのです。なかには無理なこじつけがあるかもしれませんが、ユニークな展開を楽しみましょう。

結末

ゲームを楽しむ感覚で、想像力をはたらかせることで、話をつなげていくことができるでしょう。1つの物（オブジェ）が取り上げられるたびに物語は発展していきます。

物語にまとまりを付けたいという気運が生まれたら、どんなふうに終了させるか、アイデアを出し合って決めましょう。

メニュー 98 ★★★ 回想ポートレート

　文章を書く作業と視覚表現を組み合わせたアクティビティです。

　1枚の紙の中央にあるイメージ（テーマを象徴するものや人物）を描き、その回りに、参加者の回想から引用した語句や、図、イラストなどを配置して、全体としてグループの意見を表現する作品に仕上げます。それは、その回想グループのポートレートのようなものです。

　出来上がったら、パネルにして施設内に展示しましょう（もちろん、それには全員の承諾が必要です）。

　セッションの導入段階に行なうのは無理です。回想アクティビティの雰囲気に慣れ、リラックスして活動への興味が高まってきたグループに適しています。また、かなり時間を要するので、少人数のグループに向いています。

すすめ方

1) 最初に、このアクティビティの目的と方法について説明します。

＊①回想内容からあるテーマを選択し、話されたことを要約したり、イラストで表わしたりして、それらを大きな1枚の図にまとめていく作業であること

　②それをとおして思い出をよりはっきりさせ、人生の意味を改めて深く考える有意義な機会にしたい、という活動のねらい

　を伝えます。

＊出来上がりの上手、下手はありません。みんなで作業を楽しんでくださいということも忘れずに伝えましょう。

2)「特別な場所」「特別な人」「特別な時間」「人生で大切なこと」という4つの大テーマを提示します。

3) それらのキーワードに関係した思い出を話してもらい、参加者同士、自由に意見交換する時間をとります。

- ＊ワーカーは、それを見守りながら、参加者の関心を集めている回想テーマは何かを考えます。
3）頃合いをみて、このグループの「ポートレート」に表現するテーマを決めるよう促します。
- ＊その際、４つの大テーマのどれかに決めなくても構いません。話し合いの中で違うテーマが浮上するかもしれませんし、大テーマの中のもっと絞られた具体的な言葉をテーマにするということもあるでしょう。
4）テーマが決定した段階で、ポートレートの材料となるものを書き出すための話し合いに移ります。
- ＊ワーカーが書記と進行役を引き受けます。
5）これまでの話し合いを振り返り、重要だと思われる内容や、印象的な言葉をあげてもらいます。
- ＊それを書き取る時、ワーカーの考えで文章をまとめて抽象化することは極力控え、回想した本人の望む言い回しそのままを残すようにします（「　」を付けた直接引用）。
6）絵の得意な参加者がいれば、イラストをかいてもらいましょう。
- ＊ここまでで、ポートレートの材料が用意されたことになります。
5）模造紙の中央に人物、あるいはテーマの発端となるようもの（字や言葉が選ばれることもあります）をかきます。
- ＊これはなかなか簡単にはいきませんが、グループで話し合って決めましょう。
6）用意されている材料（言葉の引用やイラスト）をその回りに適当に配置し、それらの関係性を線で結んだり、色分けしたり、視覚効果を高める工夫をこらして、そのテーマのポートレートを完成させます。

　複雑な絵をかくのではないので、簡単な作業のように思われるのかもしれませんが、始めてみると、実に複雑で、幾つもの問題に直面することに気づかれるでしょう。
　いざ引用するとなると、それがなぜ重要なのか、正しく伝わるかなどを考えて判断する時間が必要となります。それをどう配置するかもそう

メニュー99　人生における「重要な人々」のアルバム

簡単には決まりません。参加者は、表現することのむずかしさを味わうことでしょう。

しかし、そのむずかしさをグループで克服することを楽しんでもらえたら、このアクティビティは成功です。

メニュー 99　★★★　人生における「重要な人々」のアルバム

参加者それぞれが、自分が大事に思っている人のポートレートを作成して、それをアルバムにまとめるアクティビティです。

これまでの人生を振り返って、世話になったり、大きな影響を受けたり、この人のおかげで今の自分があると思えるような重要な人物に回想の焦点を合わせます。

参加者は、さまざまな場面で助けてくれた人、支えてくれた、導いてくれた人、また、興味や関心を引き出す刺激を与えてくれた人など、人生の恩人や生きがいつながる大切な人々について思いを巡らします。過去形の思い出に限る必要はありません。存命であれば現在進行形で語られることもあるでしょう。

家族や親戚、仕事仲間、友人、先輩、学校の先生などの他、見ず知らずの人にもかかわらず親切にしてくれた人が思い出されるのも意義深いことです。

書物をとおしての影響もあるでしょう。そこに描かれた人物が理想像となる場合もあれば、著者である作家や思想家を大切に思っている人もいるでしょう。その時代の有名人、アイドル、ヒーローやヒロインなども含めてもかまいません。

すすめ方
1）参加者は、重要人物の写真や肖像画を見つけ、そのコピーを用意する。

メニュー 99　人生における「重要な人々」のアルバム

あるいは、その人のイメージを象徴するような図を描く。
2）用意した画像を一定の大きさの枠（額縁）で囲む。これを1枚の人物写真に見立てます。
＊参加者各人が自分にとって重要な人々の数だけ「人物写真」を作ることになります。
3）1枚1枚にキャプション（この人は誰かということと、自分にとって重要な理由）を添えます。
＊いつ頃どのように助けられたのか、影響されたのか、自分の記憶に刻み直すつもりで書いてもらいましょう。
＊書きあぐねている人がいたら、たとえば「その人がよく言っていた言葉はなんでしょうか？」などという問いかけが助け船になります。
4）「重要な人々」のアルバム作成
＊配列を考えて1枚の大きな紙に貼ってもよいし、数が多ければ頁をめくる冊子にするのもいいでしょう。
＊どういう順番に並べるかは、編集能力をはたらかせる必要があります。

　回想セッションをとおして、目の前に並べられたモノが大切な人のことを思い出させてくれることが多々あります。こうしたモノ（オブジェ）が喚起する思い出には、人が関係していないことはないと言ってもいいでしょう。ですから、この「重要な人々」というテーマは、さまざまなアクティビティの発展期に適用できます。

メニュー100 ★★★ 自分史アルバム

　自分史というと書くことだと思われるかもしれませんが、このアクティビティは言葉に表わすことよりも、思い出に関係する写真や絵を集めることを主眼にしたものです。

　一般的に考えて、書くことが得意な人たちだけが集まるということはまずありません。とくに認知症がある人だと、もはや言葉に意味を見いだすことができなくなっているかもしれません。そういう方々にとって、文章表現に重点を置いてすすめる活動は苦痛を与えてしまいます。

　写真や絵などの視覚的な材料を使って自分のライフヒストリーとなるアルバムづくりを提案してみましょう。

　もちろん、キャプションとなる言葉が思い浮かんだら、そこに書き加えてもらいます。アルバムにまとめることで、1つひとつの思い出が人生の1場面として、より味わい深いものとなるでしょう。

　材料は自分の写真や絵でなくてもかまいません。雑誌や写真集の切り抜きやコピーなども活用しましょう。パソコンを使えば、インターネットからさまざまな画像を取り出すことができます。

思い出カード

　自分史アルバムの簡易版で、参加者にとって特別な意味を持つキーワードをタイトルにした1～2ページの作品を作るアクティビティです。

　鍵となる画像1枚だけでも、キャプションを書き入れ、飾りを工夫すれば、記念となる作品が出来上がるでしょう。

メニュー 101 ★★★ 回想劇

　語り合う活動をさらに発展させたものとして、みんなで劇を創作して自ら演じる活動があります。

　参加者の思い出を1つのドラマへと仕立てていく方法については、写真の場面の再現（☞メニュー91）や決定的瞬間の思い出（☞メニュー61）のところでも述べています。ポイントは、出来事を構成する3要素、すなわち

❶　始まり（幕開け）
❷　ハイライト（もっとも大切な場面、見せ場）
❸　結末（幕引き）

を意識することです。まず、その3つにあたる場面を1枚の写真のように描いてみましょう。それを演じるだけでも寸劇にはなります。せっかくですから、さらにすすめて、興味をそそるようなストーリーを全員で考えて脚色していけば、本格的な演劇を作りあげることができます。

　アクション（演技）や小道具、大道具などの演劇の各要素にも回想内容が活かされることになります。

回想劇の背景

　回想劇に取り組む際には、劇の背景となる絵をかくアクティビティを、独立のセッションとして組み込むとよいアでしょう。それを大きなパネルにして舞台の背景として使用するのです。

　劇の出演者になることを望まないグループメンバーもこの活動には参加してもらえるでしょう。これは視覚を刺激する美術的な創作活動であると同時に、劇を支える裏方の役割を担うことになります。

　題材を選ぶこと、それを観客にどのように見せるか、舞台効果を上げ

るための工夫など、さまざまな要素が含まれます。演出や出演者が役を演じるのと同様に創造的な作業です。

専門家の手助け／ボランティアの参加

　1つの劇を上演するまでもっていくのは、たやすいことではありません。大道具、小道具、音響、照明など、専門家の手助けが必要になるかもしれません。画家や劇団活動をしている学生さんなどにボランティアで参加してもらうことも考えてください。

台本づくり、稽古

　演劇は、さまざまな要素を含んだ総合的な芸術活動です。台本づくり★から始めて、上演するまでには相当な時間を費やす必要があります。予定されたセッションの時間外にも、自主的な活動として稽古を重ねるなどの熱心さが必要です。

　グループの・の・りがないとむずかしいかもしれません。しかし、参加者全員の力で完成させることができれば、とても意義深い経験になるでしょう。

上演のPR活動

　本番の上演には、ぜひ一般の観客を招いて楽しみたいものです。その日のためのPR活動も重要です。ポスターや、プログラムづくりも必要になってきます。

★ **台本づくり**　ある人の特定の思い出を題材に取り上げるときは、ストーリーの創作、脚色については、その思い出の持ち主の了解を得る必要があります。最終決定権は本人にあります。回想アクティビティでは、本人の意思が最優先で尊重されることに例外はありません。

付 INDEX：アクティビティの分類と特徴別メニュー一覧

A　回想トリガー（感覚）による分類

-1　オブジェの実物（視覚、触覚）

実例【1】（買い物カゴ）　実例【9】（布）　メニュー1　メニュー2（布地）　メニュー5　メニュー16（衣服）　メニュー17（カメラ）　メニュー18（バッグ、かばん）　メニュー19（リュックサック）　メニュー21（お菓子）　メニュー22（駄菓子）　メニュー23（お皿）　メニュー41（オーディオ機器）　メニュー55　メニュー56（おもちゃ）　メニュー57（トランプ、将棋など）　メニュー63（フリーマーケットで）　メニュー74（紙幣、コイン）　メニュー77（ミステリー・オブジェ）　メニュー78　メニュー81（博物館で）　メニュー93（がらくた）

-2　音楽（聴覚）

実例【9】（耳を澄ます）　メニュー6（鑑賞）　メニュー8（クラシック）　メニュー9　メニュー29（曲名当て）　メニュー30（伴奏）　メニュー38（番組のテーマ曲）　メニュー41（レコード鑑賞）　メニュー42　メニュー43（ダンス）　メニュー88（ディスクジョッキー）

-3　匂い、味（嗅覚、味覚）

実例【9】（一粒の干しぶどう）　メニュー21（お菓子）　メニュー3（駄菓子）　メニュー24（すいとん）　メニュー25（匂い）　メニュー89（料理）

-4　映像…写真／映画／印刷物（視覚）

実例【2】（写真、絵はがき、古雑誌、切り抜き、ブロマイド）　実例【4】（地図）　メニュー3（写真）　メニュー4（スライドショー）　メニュー12（写真）　メニュー13（集合写真）　メニュー31（映画）　メニュー39（広告）　メニュー40（オリンピック）　メニュー54（夏休み）　メニュー91（家族写真）

-5 動作（身体運動感覚）

実例【6】（ジェスチャー）　メニュー16（お洒落）　メニュー42（身ぶり）
メニュー43（ダンス）　メニュー58（外遊び）　メニュー73（家事）
メニュー94（エクササイズ）

B テーマと題材による分類

-1 歌と音楽

メニュー6（鑑賞）　メニュー7（曲目のリストアップ）　メニュー8（クラシック）　メニュー9　メニュー11（グループの歌）　メニュー26（童謡、唱歌）　メニュー27　メニュー28（歌集づくり）　メニュー29（曲名当てクイズ）　メニュー59（わらべ唄）　メニュー88（ディスクジョッキー）
メニュー93（スキッフル・バンド）　メニュー94（エクササイズ）　メニュー95（作曲）

-2 食べる楽しみ

メニュー20（お菓子）　メニュー21（お菓子）　メニュー22（駄菓子）
メニュー23　メニュー24（すいとん）　メニュー89（料理）

-3 遊び、娯楽

メニュー19（遠足）　メニュー56（おもちゃ）　メニュー57（室内ゲーム）
メニュー58（外遊び）　メニュー59（うたいながら）　メニュー85（手作りおもちゃ）　メニュー86（紙と鉛筆で）　メニュー87

-4 暮らし（家、地域、学校、仕事、買い物）

実例【6】（仕事）　メニュー14（夜）　メニュー15（夏冬）　メニュー18（通勤通学）　メニュー37（年中行事）　メニュー44（家）　メニュー45（仕事）　メニュー54（夏休み）　メニュー63（もったいない）
メニュー67（商店街）　メニュー68　メニュー73（家事）　メニュー75（電化）　メニュー76（買い物）

-5　場所、旅、乗り物

実例【4】（地図を使って）　実例【7】（絵をかく）　メニュー32（さまざまな旅）　メニュー33（乗り物、鉄道）　メニュー46（○○へ行った）　メニュー47（特別な場所）　メニュー65（旅行）　メニュー66（思い出の舞台）　メニュー67（商店街）　メニュー83（懐かしい場所）

-6　その他

実例【5】（テーマへのアプローチ）　実例【8】（名前）　メニュー10（名前）　メニュー39（広告）　メニュー34（愛用品）　メニュー36（共通の話題さがし）　メニュー40（オリンピック）　メニュー48（方言）　メニュー68（時代の移り変わり）　メニュー99（重要人物）

C　表現方法による分類

＊音楽的表現（歌をうたう、楽器演奏）はB-1へ
＊遊びの再現はB-3へ

-1　言　葉

＊もちろん、グループで話し合うことはすべてのアクティビティに共通です。

メニュー14　メニュー15　メニュー32　メニュー33　メニュー34　メニュー44　メニュー45　メニュー46　メニュー47　メニュー61（作文）　メニュー62　メニュー65　メニュー66　メニュー81（展示物の説明文）　メニュー96（詩）　メニュー97（物語）　メニュー98

-2　絵画的表現

実例【7】（場所）　メニュー23（食べもの）　メニュー45　メニュー46　メニュー60　メニュー67（地図）　メニュー72（象徴）　メニュー82（コラージュ）　メニュー83（復元図）　メニュー84（感動的場面）　メニュー98　メニュー101（舞台背景）

-3 体の動き

実例【6】（ジェスチャー）　メニュー17（ポーズ）　メニュー35（ふり）　メニュー42（身ぶり）　メニュー43（ダンス）　メニュー65　メニュー70（ジェスチャー）　メニュー73（パフォーマンス、寸劇）　メニュー76（寸劇）　メニュー91（寸劇）　メニュー92（寸劇）　メニュー94（エクササイズ）

-4 編集、手作業、工作

メニュー28（歌集）　メニュー37（飾り付け）　メニュー72（表彰状）　メニュー80（言葉を材料に）　メニュー85（手作りおもちゃ）

-5 創作

メニュー82（コラージュ）　メニュー90（リユース・アート）　メニュー94（エクササイズ）　メニュー95（作曲）　メニュー96（詩作）　メニュー（物語）　メニュー101（劇、台本）

D　シンプルなアクティビティ

実例【1】　実例【2】　実例【3】　実例【5】　実例【9】　メニュー1　メニュー2　メニュー6　メニュー7　メニュー8　メニュー10　メニュー20　メニュー36　メニュー48　メニュー54　メニュー56　メニュー60

E　クイズやゲームの要素を取り入れたアクティビティ

メニュー13　メニュー29　メニュー49（連想ゲーム）　メニュー50　メニュー51　メニュー52（クイズ）　メニュー53（人気投票）　メニュー55　メニュー69（二十の扉）　メニュー70（ジェスチャー）　メニュー71（誰でしょう）　メニュー77（ミステリー・オブジェ）　メニュー78

E　世代間交流、伝承に貢献するアクティビティ

メニュー 67　　メニュー 78（小学生と）　　メニュー 79　　メニュー 80
メニュー 81　　メニュー 83　　メニュー 86　　メニュー 87　　メニュー 98

F　自己肯定感を高めるアクティビティ

メニュー 35　　メニュー 72　　メニュー 99　　メニュー 100（自分史）

G　成熟したグループによる総合的で創造的な活動

メニュー 80（教訓カルタ）　　メニュー 81（冊子）　　メニュー 83（復元）
メニュー 87（研究、生涯学習）　　メニュー 88（音楽番組）　　メニュー 89（料理）　　メニュー 90（リユース・アート）　　メニュー 93（スキッフル・バンド）
メニュー 94（エクササイズ）　　メニュー 98（意見表明）　　メニュー 101（回想劇）

索引

あ

愛唱歌　181、182
アイデンティティー　10、37、136、165、166、192
愛用品　191
アクティビティ　4、6、10、13、30、31
アクティビティとしての回想法　4、5、6、32、115
朝ドラ　130
遊び　33、107、214、216、217、250、252
遊び道具　214、249
遊び場　216
遊び文化　252、254
アナログ時代　199
雨の日　215
暗記　128
暗誦　128、131

い

家　170、202
生きがい　30、33
意思一致　253
意思決定　73、166
田舎の暮らし（音）　119
居間　234
「いま」に含まれる過去　123
意味　122

印象評価　63
インターネット　39、99、100、129、131、176、193、226、250、253、273
インタビュー　38、39、99、100
インフォームド・コンセント　138

う

歌　29、117、161、167、181、183
うたう　117、181、217
打ち明け話　75、76

え

映画　186、211
映画専門チャンネル　187
Age Exchange　5、6、9、43
衛生　154
映像　127
エクササイズ　118、141、262、263
絵にする　29、58、248
絵になる題材　103
絵はがき　49、242
絵をかく　103、178、218
演劇　275
演じる　172、237、259
遠足　174、175
エンターテイメント　211

お

大きなテーマ　54、105
オープニング　46、72、94、95、117、184、196
オープニング・アクティビティ　93、160
オープニング・プログラム　94
オープン・グループ（open group）　41
オーラル・ヒストリー（Oral History）　38、39
お金の話　232
お気に入り　153、193、218、244
お小遣い　110、234
お洒落　110、171
お宝鑑定団　239
オブジェ　106、119、121、122、123、124、126、127、130、146、153、154、179、222、243、268
思い込み　68、144、212
思いつきの自由さ　97
思い出　29、35、79、91
思い出ボックス　146
おもちゃ　214
音楽　116、118、160、161、162、163、199、200、201、255、261、262

か

回顧　31
介護予防　5
外出計画　131
回想　3、5、10、11、12、29、30、32
回想アクティビティ　4、10、13、14、32、33、36、37、38、45、54、67、91、92、115、122、133、138、140、142
回想グラフ　110
回想劇　220、223、231、248、257、274
回想コーナー　63
回想コレクション　126、129、130、132、197、214、220、222、251、261、262、267
回想トリガー　32、62、63、78、79、89、103、106、107、109、115、116、118、119、121、123、127、128、129、132、138、142、146、153、154、179、181、186、188、234
回想に適応しない人々　34
回想の効用　36
回想プロジェクト　41、63
回想法　3、30
回想法センター　5、6
回想ルーム　142
回想ワーカー　4、5、9、11、12、29、33、35、36、38、42、44、46、55、59、65、67、68、69、70、71、75、76、77、78、79、82、83、92、140、143
買い物　225、233、236、237
書く　103
過去　31、123
家事　110、231、234
歌集　184
画像　158
家族団らん　215
語る　102
学校　106、112、154
家庭生活　106、119、235
家庭電化製品　234
家庭用品　154

カテゴリー　54
悲しい思い出　140
貨幣価値　232
カメラ　172、220
カラオケ大会　182
がらくた市　80
感覚　10、29、78、115、119、121、138、141、142、144、146、148、155、201、203、245、258、266
鑑賞　38、125、126、146、162、163、171、177、187、199、200、248
感情　29、30、70、115、141
感触　155、156
感性　87、115、119
勘違い　125、148、210

き

キーワード　207
記憶　144
記憶障害　144、180
企画書　9、42、44、87
聞き取り調査　38
季節　170、181
基本的ニード　10、136
QOL　10、43、138
嗅覚　78、79、120、121、129、148、180
教育　107
教訓　240、241
教訓カルタ　242
郷愁　30
共同作品　83、104
共同製作　178、245、246
曲名あてクイズ　185
許諾　38、39

規律　9、13、67、73、75
記録　86、252
記録係　108、267
記録に残すアクティビティ　240

く

クイズショー　213、227
クイズ大会　210
クールダウン　113、117
暗い話　76、179
クラシック音楽　162、201
グループ歌　166
グループ回想法実践マニュアル　4、6
グループの意見を表現する作品　267
グループの規模　69
グループの成熟度　92
グループ名　166
グループリーダー　70、71
グループワーク　88
車座　69
クローズド・グループ（closed group）　41

け

ケアワーカー　9、12、13、31
傾聴　68、75、76、89、140
芸術性　38、143
芸術的な能力　83
ゲーム　107、215
原稿　90
健康　154

こ

後悔　75

索引

公開イベント　257
効果音　119
広告　197、235
工作　249、257
校正　74
後奏曲　113
高度経済成長　199、216、234
個人インタビュー　99、100
個人情報　74
言葉　78、115、127、128、148
言葉を必要としないアクティビティ　141、146
個別性　11
ご褒美　192
コミュニケーション　44、68、69、77、89、103、115、140
コラージュ　244、246
娯楽　54、106、110、154、183
娯楽の王様　186
コ・ワーカー　14、42、44、63、84、85、87、98、99、112、143、157
コンピレーション・アルバム　196

さ

サイン　70、71、144
作文　219
サザエさん　130
作曲　118、264
冊子　90、240、243
サブテーマ　104、105、169
差別的な意見　102
散会の歌　113、117
参加者間の交流図　86
参加度　64
参加の呼びかけ　34
三種の神器　235
三丁目の夕日　130

し

ジェスチャー　56、57、228、262
視覚　78、79、127、129、148、156
仕草　200、201
自己価値観　37
自己肯定感　192
自己紹介　46、93、229
仕事　56、112、203
仕事場（音）　119
事後ミーティング　85
詩作　265
事前ミーティング　84、92
自尊心　37、133、145、148
時代背景　76
失敗談　189
質問の形式　69
自分史　62、273
社交　92、121、138
社交性　37、97
写真　127、157、168、220、259
自由意思　33、35
習慣　139
10大ニュース　211
重要な人々　272
修了式　60
宿題　103、112、166、219、247
出版文化　129
趣味　154、199
唱歌　181
生涯学習　253

招待状　45、93
承諾書　73、100、102
商店街　225
情報化社会　129
情報検索　129
照明　234
昭和日常博物館　132
昭和の暮らし　234
昭和の暮らし博物館　132
ショーウィンドウ　236
食事　121、179
食事会　133、179、256
食生活　110
触覚　78、79、121、129、147
触感　121、148、213
庶民的な感覚　78
人生経験　3、13、30、33、75、108、123、193
人生の1場面を再現するアクティビティ　33
身体運動感覚　124、146
新聞　130、221、222
新聞紙　221、258

す

すいとん（水団）　179
水雷艦長　252
スキッフル（Skiffle）　261
スキル　9、64、67、85、87
健やかさの指標　145、146
スライドショー　127、158
寸劇　89、231、237、259、260、274

せ

生活音　118
生活行動能力　138
成果物　62、63
成熟したグループ　182、253
精神療法的アプローチ　33
セーフティ・ネット　13
世代間交流　43、250
全員一致　97
前奏曲　94
選択　11、13、33、35、72、73、75、83、140、142、154、155
選択肢　11、72、109、132

そ

創意工夫　96、251、252
創造性　13、30、33、37、38、77、145
創造的な活動　37、38、43、55、59、78、83、104、138、143、244、254、262
想像力　13、83、213、223、268
創造力　83、264
疎外感　82、189

た

題材　50、51、81、103、116、169、184、218、220、248、274
代替案　61
台所　234、275
代筆　248
台本　275
第6の感覚　124、148
対話　99
駄菓子屋　175、177

多数決　72、73
達成感　33、59、62、118、138、257、258、262
達成度　112
旅　188、204、223
食べもの　107、112、154、178、179
多様性　11
団塊の世代　198、241
ダンス　118、201

ち

地域回想法　3
地域回想法事業　4、43
知覚障害　142
地図　52、205、225
中古品　200
忠実性（fidelity）　73、85
聴覚　78、79、116、148
超高齢者　44

つ

追憶（Nostalgia）　30
辛い思い出　13、33、75、76、77、78、179

て

ディスクジョッキー　255
テーマ　51、54、55、56、63、80、81、104、105、106、107、108、109、112、125、129、157、165、181、190、197、202、207、211、212、214、216、217、221、226、231、236、244、253、265、266、272
テーマ曲　196
テーマの絞り込み　81
テーマの選択　80、104、131
テーマのまとめ　112
手作業　92、258
手触り　78、124、125、141
デジタル化　199
手作りおもちゃ　249、250
手づくりの味　256
鉄道　190
デパート　236
伝承　36、252

と

東京オリンピック（1964年）　198
動作　78、79、148、149、223、262、263
導入のアクティビティ　46、47、49
糖尿病　177
独演会　102
読書　129
特別なテーマ　105
図書館　80、126、127、253
閉じられた質問（closed question）　69、70
トム・キットウッド（Tom Kitwood）　144、145
トラウマ　140
ドラマ　220、231、259、260、274

な

夏休み　212
懐かしのメロディー　255
名前　88、164、165、166

に

ニーチェ　116
匂い　120、121、180
二十の扉　227
ニュース　122、130
人気投票　211、236
認知症　10、44、133、134、135、136、137、140、148
認知症に対する新しいとらえ方　135
認知症の"ステージ理論"　136
認知症を患う人々　10、115、124、134、137、139、140、142、144、146、147、149、264

ぬ・ね・の

布地　155
ネガティブ思考　12
年中行事　195
粘土　148
年表　237
乗り物　119、190

は

パーソン・センタード・アプローチ（Person-Centered Approach; PCA）　10、37、81
パーソン・センタード・ケア（Person-Centered Care）　37、67、68、70、71、135、138、145
博物館　80、126、127、132、243
場所　52、53、58、203、205、218、224、246
場所の詳細を思い出すアクティビティ　224、225
パソコン　90、127、158
花いちもんめ　217
話し合い　96、97、226
パフォーマンス　148、149、231
ハミング　185
伴奏　117、186

ひ

悲哀　140
BGM　46、94、118、161、195、248
非言語的コミュニケーション　70、140
美術作品　125
人の声　120
人前で話す　102
秘密　45
秘密保持　73
評価　63
評価ツール　144
評価のポイント　85
表現　103、127
表現の手段　38
表彰状　230
開かれた質問（open question）　69、70、71、101

ふ

ファシリテーション　115
ファシリテーター　9、11、35、87
ファッション　154
フィードバック　60、71
フェイクニュース　131
復元図　247

服装　110
2人1組　51、56、58、59、88、98、205
プチプチ　147
プライバシー　165、171
ブランド　235
フリーマーケット　80、222
故郷　53、167、182、265
分析的な評価　64
分業　256
文集　219

へ・ほ

ペット・セラピー　126
へのへのもへじ　251
編集　90、102、167
方言　206
ポーズ　172
本　90、129

ま

前向きな感想　71、72
幕引き　60、61、113
マスメディア　130
街の暮らし（音）　119
漫画　129、251

み

ミーティング　84、85、92
味覚　78、79、120、121、148
ミステリー・オブジェ　123、238
民俗資料館　132

む・め

昔と今　108、170、190、222、237

虫の缶詰　11、12
名画座　187
瞑想　141
名誉毀損　102

も

文字　128
もったいない　221、257
もっともシンプルなアクティビティ　107
物語　29、31、122、267
物づくりを楽しむアクティビティ　241、258

や・ゆ・よ

約束　75
遊具　154
誘導的な質問（leading question）　69、70
ユーモア　77、78、145、206、240
4つの大テーマ　269

ら・り

ライフヒストリー　273
ラポール　93
リーダーシップ　256
リスト　50、55、58、79、80、108、154、161、163、170、175、178、184、222、226、233、255
リストアップ　54、84、108、161、169、178、180、224、226、237
流行　107
流行歌　112
リユース・アート　257

料理　121、256、257
旅行　107、190
旅行談義　189
リレー作文　267

る・れ・ろ

ルール　12、13、215、251、252、253
歴史の証言　76

レクリエーション　4、31
連想　125、148、207
連続テレビ小説　130
ロールモデル　37

わ

話題転換　82
わらべ唄　217

■著者紹介

バーニー・アリゴ（Bernie Arigho）

精神科看護の学生時代に回想法を知り、高齢者看護を専門とする道へ進む。1990年、病院の看護主任として、高齢者のライフヒストリーをケアの情報として活かす看護システムを立ち上げる。高齢者の回想が看護師に及ぼす影響（思い出を共有することの利点）についての研究により老人学修士（ロンドン大学キングス・カレッジ）。1992年、ロンドンのAge Exchangeの回想コーディネーターに就任。在任中指導的に関わったさまざまなケア施設での回想プロジェクトの数は300を超える。回想ワーカーの養成コースの構築にもあたる。諸外国の回想法センター立ち上げに関わり、英国方式による回想法の社会化と普及に貢献。2004年、Age Exchange理事（〜2009年）。出版物への寄稿、会議での発表、講演、メディアのインタビュー多数。現在は回想法のコンサルタントとしてフリーランスの立場で活動している。

主要論文、著書

Fair Exchange ; A study of the effects of reminiscence exchanges on nurses, The Nursing Times, July 20 1994

Reminiscence Activities with Older People, Journal of Royal Society for Promotion of Health 1994

Reminiscence Work with Older People in Health Care Settings, chapter in 'The Arts in Health Care', Jessica Kingsley 1994

They Run Against Our Expectations ; A study of older marathon runners, Generations Review, British Society of Gerontology 1996

Achieving Self-Actualisation through Learning and Creativity, chapter in 'Healthy Ageing', Mosby 1999

A Time to Share; Personal stories for teaching history, Age Exchange 2002

How To Help Reminiscing Go Well; Principles of good practice in Reminiscence Work, Age Exchange 2006

Creative Ageing ;A Report on the National Creative Ageing Project 2002-2005, Age Exchange 2006

Getting a Handle on the Past; The use of objects in reminiscence work, chapter in 'Touch in Museums', Berg 2008

The Reminiscence Activities Training Manual, The Daily Sparkle 2011

■著者紹介

梅本 充子（うめもとみつこ）

日本福祉大学看護学部教授。三重大学医学部付属看護学校卒業、看護師。臨床看護師を経て、看護学校教員、名古屋女子大学講師、聖隷クリストファー大学准教授、2014年より現職。専攻は老年看護学。
回想法の実践・研究の傍ら研修、講演など人材育成に取り組む。2002年、国立長寿医療センターで回想法の研究事業に携わり、日本初の回想法センター（愛知県北名古屋市）で専任講師を務める。2004年から約10年間、岐阜県恵那市明智町回想法センターにて回想法を実施。2003年、2010年に日本認知症ケア学会・石崎賞を受賞。2017年、地域在住高齢者を対象とした健康支援のための回想法に関する研究により博士（社会福祉学）。
著書：『グループ回想法実践マニュアル』（すぴか書房、2011年）、『地域回想法ハンドブック；地域で実践する介護予防プログラム』（分担執筆、河出書房新社、2007年）、『認知症予防のための回想法』（分担執筆、日本看護協会出版会、2013年）

中島 朱美（なかしまあけみ）

山梨県立大学人間福祉学部教授。高齢者福祉の現場経験を経て、介護福祉士・社会福祉士の養成教育に携わる。日本福祉大学大学院社会福祉学研究科福祉マネジメント専攻修了（修士：福祉マネジメント）、同大学院社会福祉学研究科博士後期課程修了（博士：社会福祉学）。2010年より現職。
研究テーマは社会福祉（介護）労働、回想法、介護人材の定着支援など。
著書：『学生・教員・施設職員のためのわかりやすい介護実習のすすめ方と記録の方法（施設編）』（改訂版、ふくろう出版、2015年）、『社会福祉職の職場ストレスと職場環境改善の視点』（一粒書房、2015年）、『子どもの豊かな育ちへのまなざし；スクールソーシャルワーク実践ガイド』（共編著、久美、2010年）『実践と理論から学ぶ高齢者福祉』（分担執筆、保育出版社、2009年）、『人口減少社会と地域の創造』（分担執筆、日本評論社、2016年）

☆

2018年6月25日　初版第1刷発行

回想アクティビティハンドブック

著者　バーニー・アリゴ　　梅本充子　　中島朱美

編集及発行者　宇津木利征

発行所　すぴか書房

〒351-0114 埼玉県和光市本町2-6 レインボープラザ602
電話 048-464-8364　　FAX 048-464-8336
utsugi@spica-op.jp　　http://www.spica-op.jp

印刷　中央精版印刷　　製本　永瀬製本所

用紙　コスモエアライト　NTストライプGAうす鼠　タントN-57

＊本書の全部または一部を無断で複写複製することは、著作権法上での例外を除き禁じられています。複写を希望される場合は、必ずその都度事前に、発行者（所）に連絡して許諾を得てください。スキャニング、デジタル化は一切認められません。

© 2018 Printed in Japan
ISBN978-4-902630-27-5